전문가가 경고하는 탈모에 대한 소문
오류투성이의 육모

전문가가 경고하는 탈모에 대한 소문
오류투성이의 육모

초판 1쇄 인쇄일 2015년 11월 4일
초판 1쇄 발행일 2015년 11월 11일

지은이 후나하시 나리유키
옮긴이 이경신
펴낸이 김장열
감수 김장열
기획 현경숙
디자인 책과나무

펴낸곳 발육사
출판등록 제 2014-000011
주소 경기도 과천시 별양상가1로 18 과천오피스텔 902호
전화 02.502.6971 / 070.7447.8599 **팩스** 02.502.6970
이메일 kjy_korea@nate.com
홈페이지 http://www.idie.co.kr

ISBN 979-11-953781-0-4 (13510)

이 도서의 국립중앙도서관 출판시도서목록(CIP)은 서지정보유통지원 시스템
홈페이지(http://seoji.nl.go.kr)와 국가자료공동목록시스템
(http://www.nl.go.kr/kolisnet)에서 이용하실 수 있습니다.
(CIP제어번호 : CIP2014030673)

*저작권법에 의해 보호를 받는 저작물이므로 저자와 출판사의 동의 없이 내용의 일부를
 인용하거나 발췌하는 것을 금합니다.
*파손된 책은 구입처에서 교환해 드립니다.

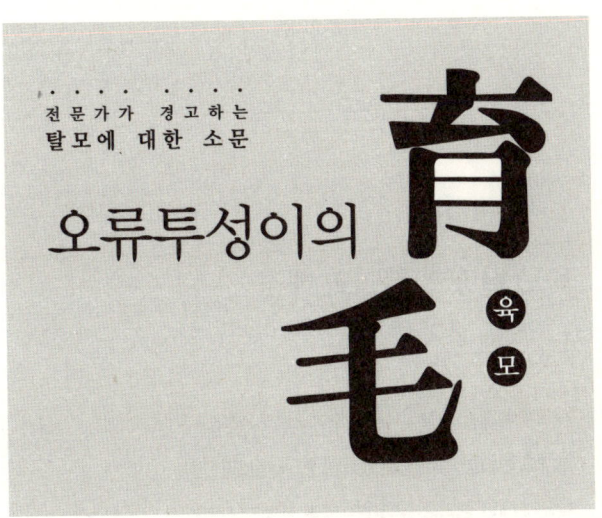

전문가가 경고하는
탈모에 대한 소문

오류투성이의 育毛
육모

후나하시 나리유키 지음 | 이경신 옮김

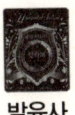

발육사

목 차

머리말 14

PART1 육모 실패의 원인과 배경
- 거짓에 속지 마시길

육모에 실패한 사람, 지금부터 육모를 시작하는 사람들에게	18
인터넷 정보는 옥석혼효(玉石混淆) 도깨비방망이	19
육모에 대한 정보를 찾아 인터넷을 헤매는 사람들	20
알려 주고 싶지만 그럴 수 없는 심각한 사정	21
왜 탈모와 가는 모발 인구가 늘어날까?	22
명암을 가르는 탈모의 인생	23
신칸센을 타고 상담하러 오는 사람들	24
상담과 세라피스트의 필요성	25
속지 말자	26
소문 ① 모공이 막혀 있다(99%는 거짓말)	27
소문 ② 피지를 제거하지 않으면 탈모가 된다(피지선학설의 곡해)	27
소문 ③ 매일 샴푸 해야 한다	28
소문 ④ 식물성, 천연제품이라 안심	29
소문 ⑤ 무보존제 · 무살균제 · 무색소라서 안전	30
소문 ⑥ 대머리는 유전이다	31
소문 ⑦ 여성의 남성형 탈모	33
소문 ⑧ 탈모에 효과 높은 ○○ 배합이라서 좋다	34

소문 ⑨ 탈모에 효과적인 건강보조식품	35
소문 ⑩ 육모에 좋은 샴푸	36

PART2 자신에게 맞는 치료를
- 낫지 않는 데는 이유가 있다

탈모에 관한 많은 검사 의뢰	40
대증요법으로는 좋아지지 않는다	40
육모에 대한 오해	41
마법의 육모제나 마법의 시술자는 없습니다	42
여성 탈모의 증가	43
왜 여성 탈모가 늘어나는 것일까?	45
스트레스로 착각	47
지루성 두피와 머리에서 냄새나는 사람이 늘고 있다	48
육모를 위한 제품 선택	49
실험실 효과와 실제 효과는 다르다	50
위험에 처한 머리카락	51
빠진 머리카락의 분류	52
샴푸로 머리숱이 적어진다	53
샴푸로 머릿결이 나빠진다	54
위험한 샴푸	55
손상모의 원인, 이곳으로 샴푸가 침투	56
탈모 예방과 탈모를 개선하는 샴푸 법	57
샴푸에 따라 명암이 갈린다	58
그렇게 감으면 탈모된다	59

이렇게 더러운 모발	60
린스와 컨디셔너를 쓰지 않는 샴푸 법	61
샴푸에 들어 있는 공포의 계면활성제	62
염색과 파마를 한 뒤 탈모가 되었다	64
탈모에는 이오너스 효리워터 음이온조정액 RST 염색	65
헤나 염색은 정말 안전할까?	66
염색 후의 두피와 모공	67
파마가 탈모에 미치는 영향	68
육모제! 그런 방법으로는 효과 없다	69
똑같은 육모제로는 낫지 않는다	70
사용법에 따라 큰 차이가 나는 육모제	71
발모 효과의 마술	72
육모는 덧셈과 뺄셈	73
그렇게 빨리 효과가 나타날 리 없다	74
육모에 시간이 걸리는 이유는	76
낫기 쉬운 사람, 낫기 어려운 사람	77
효과와 부작용 및 무리한 치료와 후유증	78
제품의 효과보다 치료의 효과	79
엉터리 제품이나 치료는 금물	80
기구를 사용하면 안 되는 사람	81
낫지 않는 데는 이유가 있다	82
좋은 보조식품, 나쁜 보조식품	83
보조식품을 똑똑하게 고르는 법	84
육모에 실패하는 사람과 성공하는 사람	85
탈모의 직업적 요인	86
모발을 회복시키는 식습관	87

머리카락을 자라게 하는 모세혈관	88
알레르기 행진곡	89

PART3 우선은 전신체크를
- 신호를 놓치지 말 것!

개선의 비결, 사소한 징후를 알아차린다	92
머리카락과 두피에 나타난 탈모 신호	93
자신의 체질과 특이성을 알아 둔다	93
이러한 머리카락이 눈에 띄면 위험하다	95
모공 하나에 여러 개의 머리카락이 나고 있습니까?	96
탈모를 회복하기 위해서는 몸을 치료해야 한다	97
여성 탈모 주의신호	98
두피에 나타나는 탈모 신호	99
이렇게 많은 탈모 요인	100
탈모 원인의 무수한 조화	101
육모에 있어 명심해야 할 기(氣)·혈(血)·수(水)	102
오행상생극(五行相生剋)과 탈모와의 관계	104
유전이라고 포기하지 마세요	105
두피의 혈관과 모근을 둘러싼 혈관	106
모근을 성장시키는 혈액과 혈관	107
혈관 수가 감소한다	108
혈관이 약해졌다	109
염증과 울혈	110

뽀루지가 생긴 탈모	111
효과 있는 두피 마사지	112
기·혈·수 마사지	113
여성스러움이 풍성한 모발을 만든다	114
스트레스로 탈모가 된다	115
원형탈모증	116
원형탈모증 증상	117
원형탈모증의 체크사항	118
난치성 원형탈모증	119
걱정되는 것은 마음과 사회적응 능력	120
육모에 중요한 것은 마음가짐	121
육모에 성공하기 위해	122

PART4 성공에는 방정식이 있다
- 체험자들의 목소리를 들어 봅시다

체험자들의 목소리를 참고한다	126
과감하게 오사카까지 갔다	127
병원에서도 포기했던 증상이	128
드디어 찾았다	129
경험이 풍부한 치료전문가와의 만남	130
어디를 가도 낫지 않았다	131
여성의 남성형탈모증이라고 했다	132
이미 때를 놓친 것은 아닌지	133
샴푸만으로 이렇게 좋아졌다	134
이런 전문가가 각지에 있다면	135

집을 살 수 있을 만큼의 비용을 머리에 투자했다	137
모공이 막혀 있다	138
10년 이상 계속하고 있다	139
약년성(若年性) 남성형 탈모증	140
염색하고 탈모가 되었다	141
축모교정으로 탈모가 되었다	142
많은 보조식품을 강매당했다	143
육모 기구에 대한 의문	144
홈케어만으로 충분합니다	146
한 번만 상담 받으러 와라	147
메일로 야단맞았다	148
약효성분만 쫓다가 실패	149
탈모로 우울증이 생겼다	150
아토피 체질의 탈모	151
머리 냄새를 지적받고 얼굴이 빨개졌다	152

PART5 실패하지 않는 육모, 실천 편
- 필요한 제품, 샴푸, 마사지 등

어떻게 실천할 것인가	156
실천 ① 어떤 제품이 필요할까?	156
실천 ② 우선 샴푸를 바꾼다	158
실천 ③ 탈모가 되지 않는 샴푸 법	159
실천 ④ 탈모 예방을 위해서는 우선 두피 회복부터	161
실천 ⑤ 두피 마사지의 필요성	162
실천 ⑥ 육모제, 그렇게 사용하면 효과 없다	163

실천 ⑦ 육모에는 미발(美髮)도 필요하다	164
실천 ⑧ 탈모인 사람의 헤어드라이어 선택과 사용법	165
실천 ⑨ 효과적인 두피보호용 모자(캡)	166
실천 ⑩ 입욕 건강법, 입욕 육모법	167
실천 ⑪ 육모 촉진기구는 양날의 칼	168
머리카락을 잃지 않고 회복시키기 위한 주의 사항	169
주의사항 ① 좋고 싫음은 실패의 원인	169
주의사항 ② 자신만의 방법이나 치료 생략은 금물	171
주의사항 ③ 잘 듣는 시기와 잘 듣지 않는 시기의 흐름이 있다	172
주의사항 ④ 적량(適量)의 중요성	173
주의사항 ⑤ 자신의 약점을 세어 본다	174
주의사항 ⑥ 그렇게 빨리는 안 낫는다	175
주의사항 ⑦ 몸속도 다스려야 한다	176
주의사항 ⑧ 늦었다고 생각될 때가 이른 것이고, 이르다고 생각될 때가 늦은 것이다	177

PART6 외인(外因)과 내인(內因)의 개선
- 낫고 싶은 마음만으로는 안 된다

육모에 필요한 동양의학의 견해	180
망진(望診)의 필요성	181
머리카락을 담당하는 신장	182
탈모가 되는 원인	183
내인이 되는 몸과 마음의 문제	185
기・혈・수의 이상(異常)	186
동병이치(同病異治)와 이병동치(異病同治)	187

한의학의 보사법(補瀉法)을 치료에 응용한다   188
중요한 기의 흐름   189
탈모 개선에는 마음의 역할이 크다   190
탈모에 영향을 주는 칠정(七情)   191
칠정내상과 화(火)자가 붙는 문자는   192
입욕 건강 육모법   194
어깨 결림은 탈모로 연결된다   195
먹어서 예방하고 먹어서 고친다   196
빠지지 않을 수 없지만 지나치면 부족한 만 못하다   197

PART7 홈케어의 기본
- 예방과 회복은 일상에서부터

대부분의 탈모는 홈케어로 개선할 수 있다   200
가정에서 하는 탈모 예방   201
샴푸 주의보가 내렸습니다   202
모발과 두피는 이렇게 더럽다   203
린스, 트리트먼트, 컨디셔너는 사용하지 않는다   204
샴푸는 두피와 모공을 씻는 것입니다   205
사춘기 남학생들에게   206
멋 부리고 싶은 여학생들에게   207
아빠에게 충고해 주세요   208
유전적 요인 알아 두기   209
가정에서 육모에 성공하는 방법   210
진행되기 시작한 탈모, 가정에서 개선하는 방법   214
그림으로 보는 탈모의 원인   216

탈모와 생활습관	217
결림과 근육 피로는 자율신경에 영향을 준다	218
눈을 많이 사용하는 직업은 '피'에 안 좋은 영향을 끼친다	219
장시간 앉아서 하는 일은 비(脾)·위(胃) 조심	220
운동 부족은 '기'의 기능을 저하한다	221
장시간 서서 하는 일은 뼈에 영향을 준다	222
식사의 중요성	223
호흡법의 중요성	225
위(衛)·기(氣)·영(營)·혈(血)	226
스트레스가 머리카락에도 나타난다	227

PART8 대처법과 도움말
- 40년의 경험으로부터

내가 육모 연구를 시작한 이유	230
이 책에서 필자가 전하고 싶은 것	231
탈모를 치료하는 것이 아니라 사람을 치료한다	232
탈모로 고민하는 사람들에게	233
메일상담 요령	234
메일상담 예의	235
수많은 검사의뢰	236
주변 사람들에게는 이렇게 보인다	237
상담사와 치료사를 내 편으로 만든다	238
철학과 도덕을 망각해 버린 현대인	239
미용사에게 바라는 것	240
미용사의 직능(職能)에 대하여	241

전국으로 확산되는 미용사의 육모 의식혁명	242
손님이 미용실을 선택하는 기준	243
미용실과 미용사에게 제안하고 싶은 것	244
이런 미용실을 원했다	245
손님이 원하는 이상적인 미용실	246
육모 전문학원 발육사 클리닉센터 개설	247
참가자의 목소리 ① - 발육사 교육센터에 참가하고	249
참가자의 목소리 ② - 발육사 교육센터에 참가하고	250
내가 개발한 육모 상품	251
개발 제1호 발육치료제 샴푸	252
개발 제2호 두피료 세리피트	254
개발 제3호 발육 두피 토닉 치료제	255
개발 제4호 미발에 사용하는 제품	256
개발 제5호 당신의 두피 온도는? 두피 로션	257
개발 제6호 RST 염색 시스템	258
개발 제7호 이오너스 효리워터 음이온조정액 모발 활성수	259
이렇게 손해 보고 있는 탈모	260
탈모인 사람을 위한 염색법 개발	262
머릿결을 좋게 한다	263
정기적으로 육모 이론과 시술을 배우기 위한 발육사 클리닉센터 개설	264
시술배경에 있는 이론의 중요성	265
시술에 사용하는 고기능성 육모 상품	266
나의 실험연구실	267

맺음말 269

머리말

　이 책은 제가 40년 동안 연구한 모발 성과와 고기능성 육모 상품을 개발하고 시술하는 과정에서 얻은 귀중한 체험과 자료를 기초로 집필한 것입니다.
　탈모 연구, 상품개발, 시술. 이 세 가지 연구를 통해 얻은 결과를 바탕으로 육모 시스템을 개발한 사람은 그리 많지 않을 것입니다. 저는 40년의 경험으로부터 얻은 풍부한 자료를 기초로 하여 '머리카락이 나오지 않는 이유'와 '머리카락을 나오게 하는 치료(처치)'에 대해 썼습니다. 탈모를 걱정하는 사람뿐만 아니라 두피치료사와 미용사 등 많은 사람이 읽고 실천하여 육모 치료에 성공하도록 난해한 학술 용어는 자제하고 '실제 결과'만을 발표했습니다. 단, 치료나 처치에 대해서는 구체적으로 서술하지 않았는데, 이것은 증상에 따라 치료(처치)가 제각기 다르기 때문입니다. 또한, 탈모와 점점 가늘어지는 모발로 고민하는 소비자들 위해 저의 40년 경험과 노하우를 기초로 제 연구개발에 도움을 주신 김장열 선생을 통해 대한민국 지회 국제 발육사 교육센터를 개설하게 되었습니다.
　저의 진의는 독자들이 이 책을 통해 탈모 회복이 어렵다는 것, 하지만 참고 계속하다 보면 좋아진다는 사실을 깨닫게 되는 것입니다. 미용사분들 또한 모발전문가로서 방문한 손님들에게 '박모 주의보'를 알려 주었으면 하는 소망을 이 책에 담았습니다. 미용사분들에게는 가능하면 국제 발육사 교육센터에 참가하여 새로운 각도의 시술과 프로의식을 새롭게 공부할 것을 추천합니다.

그리고 제가 이 책을 쓰기까지 저를 응원하고 이끌어 주신 분들께 이 자리를 빌어 감사의 말씀을 전해 드리고 싶습니다.

저에게 피부 연구를 자유롭게 하게 허락하고 가르쳐 주시고 이끌어 주신 阪 사장님, 다양한 지식과 마음가짐을 가르쳐 주신 사단법인 일본약국협력회의 선생님, 사단법인 일본발육사협회의 여러 선생님, 제가 힘들어할 때 친절하게 본사로 불러 주신 川端 사장님, 제가 퇴직할 때 진심으로 걱정하고 배려해 주신 扇壓약국의 川端 선생님, 미용실에 관한 좋은 정보를 알려 주시고 조언해 주신 美販의 小林宏圭 사장님, 저의 미숙함과 태만함을 지적하고 바로잡아 주신 井生万壽子 미용사, 제가 개발한 소프트와 상품의 가치를 인정하고 길을 열어 주신 北村正春 선생님, 그리고 경영자의 소질이 없는 저를 지지해 주신 우리 회사 여러분, 지금도 만나면 그리운 옛날이야기에 시간 가는 줄 모르는 한방을 지도해 주신 平越孝平 선생님, 저의 제품이 나오기까지 협력해 주신 한국인 김장열 발모미용연구가, 나의 이기심을 용서하고 나의 바람대로 방임해 준 우리 가족.

모든 분의 크나큰 은혜로 이 책을 썼습니다. 감사합니다.

PART 1

육모 실패의
원인과 배경

- 거짓에 속지 마시길

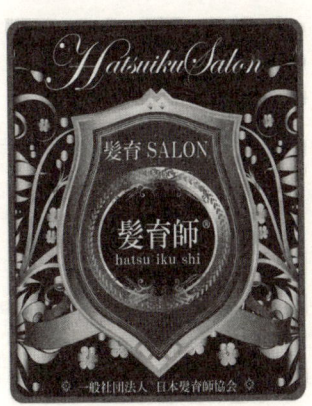

육모에 실패한 사람, 지금부터 육모를 시작하는 사람들에게

최근 남성 세 명에 한 명, 여성도 다섯 명에 한 명 꼴로 머리숱이 적어지거나 모발이 가늘어져 고민하는 사람이 늘어나고 있다며, TV에서 육모(育毛)에 대한 특집방송이 방영되고 있으며, 관련 도서가 출판되기도 합니다. 저에게도 머리숱 때문에 고민이라며 이메일이나 전화문의가 많이 오고 있지만, 대부분은 "육모를 시도했지만 실패했다.", "○○을 사용해 봤지만 효과가 없었다."라며 육모에 대한 실망과 불신감이 있는 사람들이었습니다. 나는 그분들께 이렇게 답변하고 있습니다.

사람들은 보통 위가 아프다고 해서 단지 위장약을 먹어야겠다는 생각을 하지 않습니다. 위가 어떻게 아픈지, 식사 후인지 아니면 공복 상태인지, 위산의 정도 등 어떤 증상이 나타나고 있는지에 따라 약이나 치료방법을 생각합니다. 그럼에도 불구하고 탈모나 모발이 가늘어지는 현상에는 대충 단어 하나만을 가지고 인터넷으로 효과 좋은 육모제(育毛製)나 자극 없는 샴푸를 찾고자 하는 사람들이 많습니다.

탈모가 되거나 모발이 가늘어지는 원인은 한두 가지가 아니라 여러 가지 원인이 서로 복합적으로 영향을 주어 나타나고 진행되므로, 각각의 원인에 따라 적절한 치료방법과 제품 선택이 달라집니다. 자신이 왜 탈모가 되는지 그 원인을 찾아보지도 않고, 탈모라는 결과만 가지고 효과 있는 육모제나 샴푸를 찾아보지만, 설사 그것으로 일반적인 치료를 한다고 해도 좋은 결과는 기대하기 힘듭니다. 바로 그것이 실패의 원인이 되는 것이지요. 즉, 시도 자체가 잘못된 것입니다. 우선 탈모의 원인을 찾아보기로 합시다.

인터넷 정보는 옥석혼효(玉石混淆) 도깨비방망이

모르는 것을 찾을 때 인터넷은 손쉽게 전문지식을 수집할 수 있는 편리한 정보망이 됩니다. 그러나 정확한 정보와 함께 그 중에는 판매를 위한 잡다한 지식이나 거짓 소문 같은 정보도 섞여 있어 전문가조차 혼란을 겪는 실정입니다.

특히, 육모에 대한 정보에는 '소문'이 많고 제조업자들도 제품을 팔기 위해 그들에게 유리한 소문으로 제품을 선전하기 때문에 그것이 어느덧 '진실'이 되어 버린 경우도 많아 육모에 대해 심각히 고민하는 사람들을 혼란스럽게 하고 있습니다. 그런 소문을 믿고 상품을 구매하여 열심히 치료했음에도 불구하고 개선되지 않는다는 사람들이 저에게 이메일을 보내거나 직접 만나러 오기도 합니다.

제조업체는 최대한 많은 사람이 제품을 구매할 수 있도록 매력 있는 문장이나 영상을 만들어 선전하며 소비자들을 유혹하고 있습니다. 물론 그 자체가 나쁜 것은 아닙니다. 하지만 사람의 약점을 이용한 허위정보가 눈에 띄기 때문에 문제가 됩니다. 이 때문에 '그런 정보가 자신의 탈모에 적합한 것인가?'를 먼저 검토해야 하며, 그 안에는 억지 같은 정보도 많으므로 섣불리 덤비지 말아야 합니다.

그러므로 '어디 탈모에 좋은 제품이나 치료법은 없을까?' 하고 정보를 찾아 인터넷을 헤매는 것보다는, 자신의 머리숱이 적어지는 원인을 알아내고 그 원인을 개선하는 방법을 찾아보는 것이 우선입니다.

육모에 대한 정보를 찾아 인터넷을 헤매는 사람들

집에서 컴퓨터 검색을 통해 방대한 육모에 대한 정보를 손쉽게 얻을 수 있으며, 그 정보를 토대로 육모 치료계획을 세워 필요한 제품을 구매하는 사람이 늘어나고 있습니다. 그러나 정보도 너무 많고 내용도 조금씩 다르므로 대체 어떤 정보가 진실인지 모르겠다는 한탄의 목소리도 들립니다.

인터넷이 없던 시절에는 직접 전문가를 찾아가서 설명을 듣고 상담을 통해, 치료사의 육모에 대한 경험담과 신용도를 판단해서 제품을 구매하곤 했습니다. 그러나 인터넷상에서는 개발자나 판매자의 배경은 전혀 찾아볼 수 없으며, 작은 원룸에서 사이트를 개설하여 운영하는 업체도 있습니다. 또한, 잡지 편집자나 기자가 전문적인 정보를 이용하여 육모에 대한 홈페이지나 잡지를 발행하는 경우도 있습니다. 즉, 전혀 경험이 없는 비전문적인 사람들도 인터넷상에서는 '육모 전문가'가 된다는 것입니다.

그런 사람들이 제품 판매에 유리한 육모에 대한 정보를 흘리는 경우가 많으며, 그 중에는 인터넷상에 거미집을 치고 먹이를 기다리는 사람들도 있습니다. 인터넷에서는 아무리 다양한 정보를 모을 수 있다고 해도, 그것이 진실인지 아닌지 판별할 수 없는 정보투성이라 점점 혼란스럽기만 합니다. 전문가조차 진실의 여부를 판별할 수 없는 정보가 많고, 게다가 그 안에서 성실하고 유익한 정보나 경험이 풍부한 전문가를 찾기가 힘듭니다. 앞으로도 육모에 대한 정보를 찾아 인터넷을 헤매는 사람들이 점점 늘어날 것입니다.

알려 주고 싶지만 그럴 수 없는 심각한 사정

수십 년 전 미국의 오대호 호수 주변에 사는 한 주부가 "기형 물고기가 늘어난 것은 세탁세제가 원인이다."라고 발표하는 바람에 업체나 유명한 학자들로부터 심한 공격을 받는 사건이 있었습니다. 그러나 지금은 세제나 샴푸 등에 배합된 계면활성제의 폐해는 이미 상식이 되었고, 업체에서도 계면활성제에 대한 연구를 게을리하지 않고 있습니다. 하지만 소송이 상식처럼 되어 있는 요즘 같은 사회에서는 탈모를 개선하기 위해 애쓰는 사람들에게 전하고 싶은 좋은 정보는 많지만, 그렇게 할 수 없다는 것이 안타까울 뿐입니다(방위(防衛)를 위한 소송을 당할 가능성이 있으므로).

하지만 '역시 아닌 것은 아니다.'라는 마음에 단 한 명이라도 탈모에 시달리는 사람이 갈등하지 않도록 어느 정도는 알려 주고 싶습니다. 제가 처음 '두피용 샴푸'를 만들었을 때, 전문가들로부터 비웃음을 당했습니다. "샴푸는 머리를 감는 것인데 왜 굳이 두피용 샴푸가 필요하지?"라며 미용사나 전문가들은 이해하지 못했습니다.

그런데 요즘 언제부턴가 '스칼프(Scalp)샴푸' 또는 '두피용 샴푸'라고 불리는 샴푸가 주목받고 있습니다. 그러한 단어를 최초로 사용한 것은 저입니다. 제가 두피용 샴푸를 만든 이유는 '샴푸가 탈모와 가늘어지는 모발에 커다란 원인'이 되기 때문입니다.

왜 탈모와 가는 모발 인구가 늘어날까?

탈모의 원인으로 서양식 식사, 편식, 패스트푸드, 채소 부족, 스트레스, 헤어케어 제품, 운동부족, 걷지 않는 것 등 여러 가지를 들 수 있습니다. 탈모가 이런 복합적인 요인으로 비롯된다는 것은 의심할 여지가 없습니다만, 그 밖에도 다음과 같은 것이 원인이라고 생각됩니다.

일본 사람을 처음 본 외국인들은 "동양의 땅끝 미개인의 머리카락과 피부가 매우 아름답다.", "문맹률이 현저히 낮다.", "신중하고 교양인이 많은 것에 놀랐다."고 했습니다. 그 정도로 일본인의 머리카락은 아름다웠습니다. 그러나 샴푸를 쓰기 시작하면서부터 일본인의 머리카락은 가발로도 사용하지 못하게 되었습니다. 그리고 외국에서 가발용 머리카락을 수입하였지만, 외국에서도 샴푸를 쓰면서 머릿결이 나빠져 가발용으로 더 이상 사용하지 못하게 되었다고 합니다.

40여 년 전, 실내에 에어컨이 없어 창문을 열거나 선풍기로 바람을 만들고, 자동차가 창문을 열고 먼지투성이의 비포장 도로를 달리던 시절에는, 샴푸는 2~3일에 한 번 정도가 두피에 좋다고 했습니다. 그러나 샴푸의 편리성이 대대적으로 선전되며 보급됨에 따라, 교묘한 선전으로 린스의 필요성도 강조되면서 결국 청결을 위해 매일 샴푸를 하게 되었습니다. 그와 더불어 탈모와 가는 모발 인구가 점점 늘어난 것도 사실입니다.

명암을 가르는 탈모의 인생

신칸센을 갈아타고 일부러 멀리까지 나를 찾아오는 내담자의 얘기를 들어 보면, 탈모와 가는 모발이 그 사람의 인생에 얼마나 많은 영향을 끼치고 있는지 통감하게 됩니다.

우울증, 은둔, 친구들의 놀림, 따돌림, 등교 거부뿐만 아니라 미용실에 가지 않고 가능한 눈에 띄지 않도록 소극적인 행동을 일삼는다고 합니다. 더불어 지하철 안에서는 앉지 않고, 누군가와 대화하다 상대가 자신을 쳐다보면 마치 자신의 머리를 보는 것 같아 위축되고, 매일 거울만 보면 자기도 모르는 사이 한숨이 나온다고 합니다. 이처럼 자신감이 결여되다 보니, 자연스럽게 친구들과의 모임에도 소극적이 되고, 면접 볼 때나 입사해서도 직장상사에게 머리숱이 없다는 말을 듣게 될까 봐 조마조마하고, 머리를 감을 때마다 머리카락이 한 움큼씩 빠지고, 왁스로 애써 볼륨을 살려 보지만, 그것도 잠시……

그런 사람들이 점점 상태가 좋아지면서부터는 자신감도 생기고, 놀라울 정도로 수다쟁이가 되며, 마치 다른 사람으로 착각할 정도로 표정이나 옷차림이 밝아집니다. 한결같이 이런저런 옷도 입어 보고 멋을 부려 보는 게 소원이었다고 합니다.

하지만 그 정도로 상태가 좋아지기까지는 열심히 치료를 받았음에도 불구하고 좀처럼 낫질 않아 좌절할 뻔한 적도 많으며, '과연 이 치료방법이 맞는 것일까?' 하며 상담이나 사용하는 제품에 의문과 불신감을 가진 적도 있었다고 합니다.

그렇습니다. 치료를 시작한다고 해서 곧바로 머리 상태가 좋아지는 것은 아니므로 그때까지 고통스럽겠지만, 꾹 참고 치료를 지속한 분만이 육모의 승리자가 되어 밝은 인생을 되찾는 것입니다.

신칸센을 타고 상담하러 오는 사람들

오사카까지 왕복 5시간, 상담과 시술로 약 두 시간, 즉 하루를 꼬박 걸려서 오사카까지 오는 사람들, 시술 비용 몇 배의 교통비를 들이며 오는 사람들의 심정을 생각하면, '나는 이분들의 희망에 보답하고 있을까?' 자문자답하게 되어 신중한 마음으로 상담에 임합니다.

어떤 분들은 "동경에도 개설해 주세요.", "제가 사는 지역에 선생님 같은 분은 안 계시나요?"라는 질문을 합니다. 그렇습니다. 한 분 한 분의 탈모의 원인을 분석하여 적절한 상담을 해주는 사람이 압도적으로 적습니다. 여기에는 피부과학을 기초로 한 몸 전체의 균형을 종합적으로 점검할 수 있는 지식과 경험이 필요하며, 탈모의 복합적인 원인은 복잡하고 다양하여 공부하면 할수록 어려움이나 의문이 증폭되기 때문에, 그만큼 육모에 정열을 쏟는 사람이 적습니다(그보다는 배금주의가 많다).

그러나 탈모의 인구가 점점 늘어남에 따라 해결책을 구하려는 사람들 또한 점점 늘어나고 있습니다. 그런 사람들의 약점을 이용하여 탈모에는 이런 제품이 좋고 가는 모발에는 저런 치료가 좋다며, 단정적으로 육모 시스템을 선전하는 탈모전문업체도 많은 추세입니다. 저의 한결같은 생각은 '더 많이 공부해야 한다.'입니다.

미용사, 탈모 전문가, 한의사, 피부과 선생님! 우리 함께 공부하지 않겠습니까?

상담과 세라피스트의 필요성

탈모의 원인은 최소 6가지 이상의 원인이 복합적으로 진행되어 갑니다. 이 때문에 탈모를 개선하기 위해서는 그 원인을 자세히 조사하여 진행 정도에 따른 적절한 치료방법을 계획할 필요가 있습니다. 지금 모발이나 두피에 나타난 탈모는 '결과'입니다. 결과에는 그 '원인'이 있으므로 결과만 어떻게 해보겠다는 치료법(대증요법)이 아닌, 원인을 파악하여 결과를 좋게 하는 근본요법이 바람직합니다.

속지 말자

간절하게 낫고 싶어 하는 사람이 많을수록 그에 편승하여 돈을 버는 사람들도 많아집니다. "ㅇㅇ대학에서 ㅇㅇ박사가", "경이적인", "ㅇㅇ가 쓰고 좋아졌대.", "ㅇㅇ지역에 대머리는 없다.", "불과 며칠 만에 이렇게 숱도 많아지고 찰랑찰랑해졌다.", "포기했던 머리에 머리카락이 나왔다." 등등과 같이 말이죠.

탈모로 고민하는 사람들에게는 매력적인 말입니다. 그러나 냉정하게 생각해 보시기 바랍니다. 실제로 탈모가 해결된 것은 백 명 중 몇 명(몇 퍼센트)인가? 사용해 본 사람 중에서 많은 사람이 그렇게 빨리 좋아졌는가? 경이적인 효과는 '시험관'으로 한 것인가? 아니면 '탈모의 두피에 직접' 실험한 것인가?

효과 있는 성분의 효과가 인정되기까지는 오랜 시간이 걸리므로 실험하고 얼마 지나지 않아 시장에 나타나 발매되는 일은 우선 없습니다. 백 명 중 한 사람이라도 좋아지면 좋아졌다고 말하는 게 바로 선전입니다. 요지는 개선률이 몇 퍼센트인지와 그 효과라는 것이 실험실에서 단순한 실험을 통해 얻은 데이터인지, 아니면 실제 탈모의 두피로 실험한 자료인지에 따라 현저히 달라집니다.

인터넷은 가장 싸구려 선전, 정보발신의 공간이며, 무책임한 정보도 많으므로 조심, 또 조심해야 합니다.

【소문 1】 모공이 막혀 있다(99%는 거짓말)

　TV에서 모공이 막혀 있는 영상을 보여 주며 탈모 예방을 선전하면, 탈모와 가는 모발로 불안한 사람들은 혹시 자신의 모공도 막혀 있지는 않을까 하는 불안한 마음에 제품을 구매하는 경우가 많다고 합니다. 또한, 육모 전문 숍에서도 모공이 열려 있는 영상을 건강한 모공의 예로 보여 주며, 모공이 막혀 있는 본인의 영상과 비교하여 치료받지 않으면 큰일 난다는 말로 고액의 계약을 권유 받았다는 체험자들도 많습니다.

　그렇다면 정말 과연 모공이 막혀 있는 것일까요? 그리고 모공이 막혀 있으면 탈모가 되는 것일까요? 제가 모발 공부를 시작한 시절에는 2~3일에 한 번 샴푸를 하는 것이 보통이었습니다. 그 당시 여성의 탈모는 희귀한 경우로 학회에 발표될 정도로 적었습니다. 지금은 대부분 사람이 매일 샴푸를 하고 있으며, 그중에는 아침저녁으로 두 번이나 샴푸 할 정도로 청결한 사람들도 있습니다. 만일 모공이 막혀 탈모가 된다면 매일 샴푸 하는 요즘보다는 2~3일에 한 번밖에 하지 않았던 옛날에 탈모 인구가 더 많아야 합니다.

　따라서 매일 샴푸를 하는데도 모공이 막혀 있다는 말은 판매를 위한 선전이 아닌지 의심해 볼 필요가 있습니다.

【소문 2】 피지를 제거하지 않으면 탈모가 된다(피지선학설의 곡해)

　이만큼 잔인한 소문은 없을 것입니다. 이 소문을 믿고 탈모 전문점과 미용실이 세정력이 강한 샴푸를 판매하고, 샴푸와 제품을 판매하기 위해 편승한 제조업체가 지방을 제거하는 상품을 판매하고 있습니다. 이에 머리숱이 없다는 이유만으로 피지를 제거하는 상품을 사용하는 소비자가 늘어나면서, 점점 탈모 인구가 증가하고 있습니다.

그러나 이것은 잘못된 것입니다. 피지가 많다고 머리숱이 적어지는 것은 절대 아닙니다. 냉정하게 판단해 보시기 바랍니다.

- 남성호르몬이 많으면 머리카락 성장에 저해를 받아 머리숱이 적어진다.
- 남성호르몬이 많으면 피지분비가 많아지는 경향이 있다.
- 피지는 모공 내부의 피지선에서 만들어져 분비된다.

즉, 피지가 많은 것과 머리숱이 적어지는 것은 직접적인 인과관계가 없습니다. 남성호르몬이 탈모에 영향을 미치는 것이지, 피지가 탈모에 영향을 주는 것은 아니라는 겁니다. 만일 피지가 탈모에 영향을 준다면 두피 표면의 지방을 제거할 것이 아니라, 모공 속의 모근에 있는 피지를 제거하지 않으면 효과가 없을 것입니다.

샴푸 등으로 두피표면의 피지를 제거한다고 해서 탈모가 개선되는 경우는 없습니다. 오히려 그보다는 잦은 샴푸로 인해 적어지는 머리숱을 더 걱정해야 할 것입니다(샴푸로 인한 효과는 다음 페이지에서).

【소문 3】 매일 샴푸 해야 한다

옛날에는 비누로 머리를 감았는데, 점차 샴푸를 사용하는 사람들이 늘어나고 외모와 헤어스타일을 강조한 선전이 시작되면서 허위 정보가 시작되었습니다. 대량으로 소비시키기 위해 매일 사용하게 하고, 더욱 멋스럽게 한다며 꼭 린스를 사용하도록 선전을 전개한 것입니다. 이렇게 잦은 샴푸로 인해 머릿결이 악화되면서 린스보다 더욱 농도 짙은 트리트먼트나 컨디셔너가 전개·판매되어 그런 제품을 사용하는 것이 상식이 되어 버린 것입니다.

천연자연, 허브, 향초, 천연, 아미노산, 저자극성, 무보존제, 무실리콘 등 다양한 선전들을 하고 있지만 '샴푸의 기본재료는 계면활성제'입니다. 계면활성제가 세포에 미치는 영향에 대해서는 다른 지면을 통해 언급하겠지만, 우리들의 세포, 두피, 모공, 머리카락 등에 영향을 주는 것은 사실입니다. 그것이 아무리 천연제품이거나 저자극성이라고 해도, 매일 사용하게 되면 그 영향이 차곡차곡 축적되어 증상으로 나타납니다. 그리고 저항력이 약한 체질이나 면역력이 떨어졌을 때 그 영향은 거대해집니다.

당신의 두피저항력은 매일 샴푸를 해도 괜찮습니까? 그런 샴푸 방법으로 두피나 모발에 영향은 없습니까? 탈모가 되거나 모발이 가늘어지는 징후는 없습니까?

【소문 4】 식물성, 천연제품이라 안심

'천연식물, 허브, 한방'이라고 하면 순해서 안심할 수 있다고 생각하기 쉽지만, 과연 그럴까요? 원래 식물은 동물들이 함부로 먹어 치우지 못하도록 독을 가지고 있어, 어떤 식물은 근처에만 가도 곤충이나 작은 새들을 죽일 수 있을 정도의 독을 지니고 있습니다.

　인간은 그런 성질을 효과적으로 이용하고 있습니다. 요지는 '목적과 사용법'을 바르게 알고 선택하는 것이 중요하며, 단지 식물배합이라고 해서 안전하다고 상품을 선택해서는 안 됩니다. 샴푸에도 식물성분이 많이 들어 있기는 하지만, 그런 성분들이 들어 있다고 해서 샴푸 자체의 자극이 약해졌다고 생각하지 않는 것이 좋습니다.

　샴푸의 기본재료는 계면활성제이며, 대부분의 세정제는 계면활성제의 세정작용을 이용하는 것이므로 배합된 계면활성제와 처방구성을 가지고 판단해야 합니다. 자신의 두피 상태, 체질적인 저항력, 증상 등으로 목적에 맞는 샴푸를 골라 증상이나 체질에 적합한 사용법, 사용량, 사용횟수 등을 결정해야 한다는 것입니다.

　성분의 효과와 제품에 대한 기대효과는 다릅니다(배합률의 문제). 그렇기 때문에라도 업체가 선전하는 성분이나 효과에 현혹되지 말고, 두피와 육모 환경을 고려해 만들어진 샴푸를 선택하여 자신에게 알맞게 사용하셨으면 좋겠습니다.

【소문 5】 무보존제 · 무살균제 · 무색소라서 안전

　이러한 문구는 소비자에게 두려움을 주어 효과를 누리는 상술 중의 하나입니다. 탈모에 대한 불안으로 예민한 사람들에게 "샴푸에는 이런 성분이 배합되어 있고 이런 성분들이 몸에 나쁜 영향을 주고 있다.", "모 대학에서 이런 놀라운 발표를 했다."며 겁을 주면서, "우리 회사는 그런 성분을 첨가하지 않아 안전하다."는 상술을 전개하고 있습니다.

소비자의 신뢰를 얻기 위해 다양한 실험을 통한 데이터를 가진 업체가 안전에 대해 무지한 상품을 만들 리가 없습니다. 만약 부주의로 인해 소비자로부터 소송을 당하는 일이라도 생기면 업체는 큰 타격을 받기 때문입니다. 무신경하거나 몰라서 보존제를 넣는 것이 아니라 보존제를 넣는 것이 제품의 경시변화(經時變化: 시간이 지남에 따른 변화)와 안전성이 높기 때문입니다.

보존제를 첨가하지 않은 상품을 만드는 것은 간단합니다. 그러나 소비자가 구매하여 펌프를 눌러 사용할 때마다 안으로 공기가 들어가면, 세균번식이 좋은 환경인 욕실의 공기가 상품을 변질시킵니다. 햇볕이 잘 드는 장소 등 보관 장소도 각각 다르고, 사용 시작부터 사용이 끝나는 시기도 다르므로 보존제를 넣은 것이 오히려 안전합니다. 상품개발을 해온 전문가 측면에서 본다면, 샴푸처럼 물로 씻어 내는 제품에 대해서는 보존제를 넣지 않는 것의 두려움에 비하면 보존제가 몸에 미치는 영향은 그다지 불안할 정도는 아니라고 생각합니다.

【소문 6】 대머리는 유전이다

지금 단계에서 유전은 어쩔 수가 없습니다. 하지만 꼭 알아 두어야 할 것이 있습니다.

- 증상이 나타나기 전에 예방한다.
- 머리숱이 적어지는 원인은 최소 6가지 이상의 원인이 서로 복잡하게 얽혀 나타나지만, 유전은 그중 하나에 불과하다.

다시 말해서 유전만으로 머리숱이 적어지는 것이 아니라는 것과, 그럴 만한 환경이 되면 나타나는 것이므로 탈모를 유발하지 않는 환경을 유지하면 충분히 예방할 수 있다는 것입니다.

증상이 나타나기 전부터 예방치료 차원에서 두피 전용 샴푸를 사용하면 좋고, 이미 발생했다고 하더라도 다른 원인을 개선하는 치료를 하면 효과를 볼 수 있기 때문에 대머리가 유전이라고 해서 절대 포기할 필요는 없습니다.

한 예가 있습니다. 머리숱이 적은 32세의 한 남성이 친구로부터 대머리가 된다는 놀림을 받고 매일 탈모에 대한 치료를 꾸준히 했다고 합니다. 그러다 45세를 넘어섰을 즈음 참석한 동창회 모임에서 늘 자신을 놀리던 그 친구가 오히려 머리숱이 적어진 것을 보고는 마음속으로 손뼉을 쳤다고 합니다.

이 얘기가 말해 주듯 머리숱이 적어지기 전부터 일상에서 꾸준히 두피 관리를 하면, 더 이상 머리카락을 잃지 않을 수 있습니다. 저 역시 대머리 가족력이 있는 집안이지만, 4형제 중에서 유일하게 저만이 72세인 현재까지도 머리카락이 있어 예방 효과를 증명하고 있습니다.

【소문 7】 여성의 남성형 탈모

상담에서 병원이나 육모 클리닉에서 '남성형 탈모'로 진단받고 치료를 받았지만, 낫기는커녕 점점 악화됐다고 호소하는 여성들이 많아졌습니다. 이것은 머리카락이 많이 빠지고 숱이 적어진 여성을 남성형 탈모로 판단하여, 지속해서 남성형 탈모증과 똑같은 방법으로 치료한 것이 원인입니다. 피지도 많고 생리주기도 일정한 지극히 평범한 여성에게 왜 그런 진단을 했는지 의문이 들고, 아무렇지 않게 남성과 똑같은 방법으로 치료하여 탈모를 악화시켰다는 것에 화가 날 지경입니다.

남성과 여성은 탈모의 원인은 다릅니다. 그러므로 여성이 남성과 똑같은 방법으로 치료를 받으면 증상이 악화될 가능성이 매우 높습니다. 극단적인 예로, 땀과 피지를 혼동하여 땀이 많은 것을 피지가 많은 것으로 착각하여, 세정력이 강한 샴푸나 피지 클렌징의 사용을 권장하여 두피의 육모 환경을 파괴해 버립니다.

동양의학에 "補(보)와 瀉(사)"라는 말이 있습니다. 이 말은 부족할 때는 채우고(보법), 많을 때는 없앤다(사법)는 뜻으로 균형을 유지한다는 의미입니다. 여성은 원래 피지가 적어 저항력이 약한 사람이 많습니다. 그러므로 피지가 많은 남성처럼 계속 "瀉(사법)의 치료"를 하다 보면, 처음에는 좋아지는 것 같아도 점차 저항력이 떨어지면서 샴푸에 함유된 계면활성제가 피하에까지 침투되어 결국 탈모가 진행됩니다.

따라서 여성의 탈모는 남성의 탈모와 똑같은 방법으로 치료하지 않고 '여성만의 치료법'으로 하는 것이 중요합니다.

【소문 8】 탈모에 효과 높은 ○○ 배합이라서 좋다

몇 번이나 말하지만 '성분 효과'와 '상품 효과'는 다릅니다(혼동하지 말 것). 의약품의 경우에 성분 배합량은 퍼센트로 표기되지만, 화장품의 경우에 전 성분표시는 의무화되어 있어도 배합량 표기까지는 의무화되어 있지 않습니다. 이 때문에 히알루론산 배합이라고 표기되어 있어도 배합량이 10%인지 0.1%인지 알 수 없으며, 아무리 소량이라도 히알루론산 배합이라고 대대적으로 선전할 수 있습니다.

의약부외품의 경우에는 성분표시조차 의무화되어 있지 않아, 전 성분을 감추기 위해 업체는 의약부외품으로 신청하여 허가를 받는 경우도 많다고 합니다. 게다가 의약부외품은 소비자들에게 화장품보다는 의약품에 가깝다는 인상을 준다는 장점도 있습니다.

성분의 효과 면에서도 실험실의 결과에 따른 것인지 아니면 실제 머리숱이 없는 두피에 직접 실험한 결과인지 불분명하며, 배합량에 따라 그 효과도 다릅니다. 그러므로 선전용 문구인 ○○ 배합이라는 성분효과를 그대로 믿다가는 실망하게 됩니다.

몇 번이나 강조하지만, 탈모의 원인은 최소 6가지 이상의 원인이 복합적으로 진행되므로, 단지 배합성분만으로 이처럼 다양한 원인의 모든 탈모에 효과가 있다고는 절대 볼 수 없습니다. 성분효과에 의지하여 육모제를 사용했지만 대부분 성공하지 못한 사례는 실제로 많은 사람의 체험을 통해 알 수 있습니다.

【소문 9】 탈모에 효과적인 건강보조식품

탈모에는 '다시마가 좋다, 아연이 필수다, 안데스산맥 현지인들이 먹는 ○○이 좋다.' 등등 머리숱이 적은 사람들을 대상으로 한 보조식품들이 많지만, 의문이 가는 부분도 적지 않습니다.

이런 보조식품들 대부분은 위와 같은 성분이 부족하면 세포 재생에 영향을 준다고 하지만, 그런 성분들이 부족하면 탈모가 되거나 혹은 섭취하면 탈모가 개선된다는 근거는 희박합니다. 즉, 보통의 정상적인 식생활을 한다면 머리에 영향이 나타날 정도로 아연이 부족한 경우는 거의 없으며, 만약 부족하다고 생각되면 굴이나 다시마와 같은 아연과 미네랄이 풍부한 음식을 섭취하면 되므로, 일부러 값비싼 보조식품을 구매할 필요가 없다고 생각합니다.

성장이 빠른 아기들의 분유에는 아연이 들어 있지만 이것은 성장촉진을 위한 것이며, 성인이 되어 감에 따라 아연의 흡수 능력도 떨어지게 됩니다. 단지, 신체균형이 깨졌을 때나 체력부족으로 인한 탈모는, 보조식품으로 몸속을 정리하고 보강하는 것이 좋은 경우도 있습니다. 따라서 그럴 필요성이 있는 내담자에게는 먼저 식습관이나 일상생활에서의 주의사항 등을 설명하고, 만약 치료에 따른 경과가 바람직하지 못할 때는 보조식품을 치료에 응용할 것을 사전에 알려 주고 있습니다.

초기의 박모는 '치료법'만으로도 충분히 개선될 수 있지만, 이미 진행됐다면 '치료법+양생법+주의사항'이 필요하며, 보조식품의 도움이 필요한 경우도 있습니다.

【소문 10】 육모에 좋은 샴푸

지금부터 제가 하는 말은 오해하지 마시고 그 의미를 냉정하게 생각해 보시기 바랍니다. 플러스가 되는 샴푸는 절대 없습니다. 어느 샴푸라도 전부 마이너스입니다. 즉, 사용하면 플러스가 되는 샴푸란 없습니다. 샴푸회사가 선전하고 있는 모발과 두피에 순하다거나 식물성이라는 말을 믿고 사용한다고 해도 생각만큼 효과를 기대할 수는 없습니다.

자극이 없고 두피에 순한 것은 머리 상태가 회복되는 것과는 별개입니다. 왜 어느 샴푸에나 '깨끗이 헹궈 주세요.'라고 적혀 있을까요? 깨끗이 헹구지 않아서 모발과 두피에 샴푸 잔여물이 남게 되면 위험하기 때문에 깨끗이 헹구라는 것입니다.

샴푸는 사용감, 즉 사용 직후 손끝의 감촉이나 향이 좋지 않으면 소비자들이 구매하지도 사용하지도 않기 때문에, 업체는 사용 감이 좋은 샴푸를 만들기 위해 노력합니다. 감촉이 좋다는 것은 그만큼 샴푸의 화학성분이 두피와 머리카락에 남아 있다는 것이며, 샴푸의 잔류물이 두피에 남아 있다는 것은 계면활성제의 잔여물이 남아 있다는 것입니다.

아무리 저자극성으로 순한 샴푸라도, 잔여물이 남게 되면 마이너스로 작용합니다. 그래서 모발과 두피의 육모 환경이 악화되면서, 점차 머리카락이 가늘어지고 수명이 짧아져 결국은 탈모가 됩니다. 이 때문에 '마이너스를 최대한 감소시키는 올바른 사용법과 샴푸 법'이 필요한 것입니다.

PART 2

자신에게 맞는 치료를

– 낫지 않는데는 이유가 있다

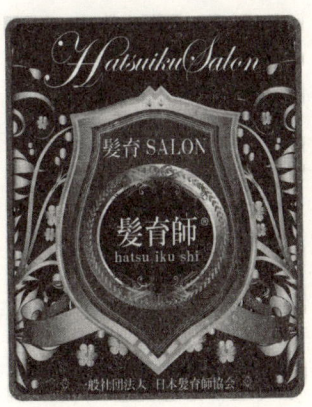

탈모에 관한 많은 검사 의뢰

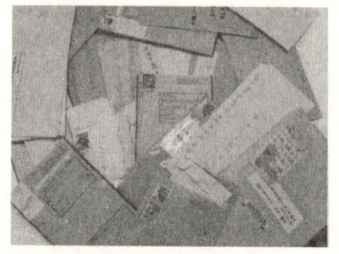

왼쪽 사진은 저에게 보내온 탈모에 관한 검사의뢰서들입니다. 하루 동안 빠진 머리카락(샴푸할 때, 빗질할 때, 베개에 묻어 있는 머리카락)들을 나이, 성별, 직종, 지금까지의 경과를 적어 반송요금과 함께 보내옵니다. 어떤 분들은 디지털카메라나 휴대폰으로 찍은 사진과 함께 절실한 사연을 적어 보내오기도 합니다. 그런 정보를 기초로 탈모의 원인과 현재 진행 상태, 모공의 내부 상태, 그대로 방치했을 때 어떤 결과를 초래할지 등을 예측하여 메일로 답변을 드리고 있습니다.

그 메일을 받은 대부분 사람은 어느 정도 예측은 하고 있었지만, 이 정도로 진행되고 있는지 몰랐다며 놀랐다는 내용의 답장을 보내옵니다. 그렇습니다. 거울로 보면 아직 괜찮다고 느껴질지 모르겠지만, 모공의 내부는 그보다 훨씬 탈모가 진행되어 심각한 상태입니다.

겉으로 보이는 상태보다 탈모의 진행을 알 수 있는 모공 상태가 정확하므로, 그 진행 상태와 정보에 맞는 적절한 치료를 계획하여 실행할 것을 추천해 드리고 있습니다.

대증요법으로는 좋아지지 않는다

머리카락이 많이 빠져 고민하던 중 인터넷을 이용하여 정보를 수

집하고 샴푸와 육모제를 구매해 사용해 보아도 전혀 좋아지지 않자, 저에게 메일로 상담을 요청하는 분들이 있습니다. 그러나 한번 생각해 보시기 바랍니다. '머리카락이 많이 빠진다'는 결과에는 생각지도 못한 몇 가지의 원인이 반드시 있을 것입니다.

문제는 그 원인을 찾아보지도 않고 빠지는 머리카락을 어떻게 해 보겠다고 나름 방법을 찾아 치료하고 있는 것입니다. 이런 치료를 '대증요법'이라고 합니다. 탈모를 확실하게 개선하기 위해서는 그 원인을 찾아 개선하는 '근본요법'이 필요합니다.

머리카락이 빠지는 원인은 다양하며, 비교적 간단하게 개선할 수 있는 탈모와 회복하기에 오랜 시간이 필요한 탈모, 신속히 치료하지 않으면 안 되는 탈모가 있습니다. 머리카락이 많이 빠진다, 비듬이 생긴다, 피지가 많다, 지루성 염증이나 울혈 등 겉으로 나타난 증상을 대증요법으로 치료한다고 하더라도, 근본적인 원인을 개선하지 않으면 점차 육모 환경이 악화하여 탈모가 진행됩니다.

따라서 탈모를 유발하는 원인을 찾아내어 그것을 하나하나 개선해 가는 근본치료를 하지 않으면, 탈모를 개선할 수 없습니다. 개선하고 싶다면 자기만의 방법이 아닌, 전문 상담사와 두피전문치료사의 도움을 받는 것이 바람직합니다.

육모에 대한 오해

'육모(育毛)'라는 단어를 많은 사람은 대머리에 머리카락이 풍성하게 나는 것으로 착각하여 "이 육모제는 듣지 않는다.", "이미 때를 놓쳤다."며 부정적인 의견을 토로하기도 합니다. 하지만 탈모가 되지 않도록 머리카락이 가늘어지지 않고 풍성하게 유지하는 예방차원의 육모라면 간단하게 게다가 경제적으로 할 수 있습니다.

탈모는 갑자기 되는 것이 아니라, 징후를 보이다가 몇 년 후에 그 증상이 나타납니다. 처음에는 눈에 보이지 않는 부위부터 천천히 조용히 진행되다 어느 순간 겉으로 나타나게 되므로 알아차렸을 때는 마치 탈모가 급속하게 진행된 듯 착각하게 됩니다.

그 잠복 기간이라고 할 수 있는 '탈모의 징후'를 빨리 알아차리기만 한다면, 대부분의 탈모는 간단한 예방치료로 진행을 막을 수 있으며 개선할 수 있습니다(특히 여성의 박모는). 예방치료와 개선치료는 비용이나 노력, 시간 면에서 많은 차이가 납니다. 예방이라면 개선의 십 분의 일로 충분합니다.

육모는 예방의학입니다. 누구에게나 탈모 가능성이 잠재되어 있으므로 탈모가 되고 나서 오랜 시간 비용이나 스트레스로 노력을 소비하기보다는, 징후 단계나 미미한 증상이 나타난 단계에서 신속하게 예방치료를 계획하여 실행한다면 충분히 개선할 수 있습니다("머리카락과 두피에 나타난 탈모 신호" 93페이지 참조).

마법의 육모제나 마법의 시술자는 없습니다

질병을 치료하기 위해 여러 병원을 찾아다니는 '병원쇼핑'이란 말이 있습니다. 육모에도 이렇듯 '육모 쇼핑'을 하는 사람들이 실제로 많습니다.

  인터넷에는 개선법과 치료법에 관한 방법이나 제품이 넘쳐나고 있습니다. 하지만 이렇게 많은 방법과 제품이 넘쳐난다는 것은 어떠한 증상의 탈모라도 특정 제품을 쓰면 좋아진다는 만능 약과 같은 육모제나 치료법은 없다는 것을 방증하고 있는 것과 마찬가지입니다. 즉, 육모의 개선 확률을 조금이라도 확실하게 높이기 위해서는, 양심적이고 경험이 풍부한 전문 상담사와 전문 두피치료사가 필요하다는 것과, 육모 제품도 증상에 따라 적합한 제품을 선택하고 사용법을 조언해 줄 수 있는 전문가가 필요하다는 것을 말하고 있습니다.

  이 때문에 마법과 같은 만능 육모 제품을 찾아다니기보다는, 양심적이고 경험이 풍부한 전문 상담사나 전문 두피치료사를 찾아, 자신의 증상과 진행 정도에 적합한 치료법과 그 치료가 되는 제품의 사용법을 조언받을 것을 추천합니다. 간혹 제품만 추천하고 제대로 된 조언을 해주지 않는 전문가나 제품의 효능을 과대 포장하는 전문가는 주의해야 합니다.

  "두드리면 열릴 것이다."라는 말이 있듯이 끈기를 갖고 찾아보시기 바랍니다.

여성 탈모의 증가

  최근 여성 탈모에 대한 상담이 급격히 많아지고 있는데, 그 원인가운데 하나가 '잘못된 초기치료'로 나아지기보다는 오히려 증상이 악화되어 피해를 본 사례가 많습니다. 이러한 피해를 본 여성들은 치료를 담당했던 전문가에게 실망과 동시에, 전문가를 믿고 지속해서 치료를 받은 자신이 불쌍해서 견딜 수가 없다고 합니다.

'여성의 남성형 탈모'. 왜 이런 진단을 하는 것일까요? 무슨 근거로 그런 진단을 내리는 것일까요? 나쁘게 말하면, 육모를 돈벌이의 수단으로 악용하는 가짜 전문가들의 그릇된 행동으로밖에 생각할 수 없습니다. 무엇보다 유감인 것은 누구보다 신뢰받는 직종의 의사가 여성에게 나타나는 증상을 남성형 탈모로 오진하고 투약하는 사례가 많다는 것입니다. 이러한 잘못된 진단과 치료로 인해 수개월이나 치료를 받았음에도 불구하고, 나아지기는커녕 오히려 증상이 악화되어 이를 상담하러 오는 사람들이 늘고 있습니다.

이런 사람들이 오히려 간단한 치료만으로도 증상이 호전되는 경우를 접할 때마다, 돈벌이에 눈이 멀어 제대로 된 진료도 하지 않고 보험이 안 되는 비싼 약을 처방하는 의사들이 많아지고 있다는 사실에 불안과 분노를 느끼는 것은 비단 저뿐만이 아닐 것입니다.

여성의 탈모를 남성의 탈모와 같은 방법으로 치료하는 행위는 잘못된 것입니다. 여성의 경우, 남성과 탈모의 원인도 다를뿐더러 여성은 남성보다 피지가 적고 두피도 얇아서, 지속적으로 남성과 똑같은 치료법으로 치료하게 되면 오히려 증상이 악화되어 탈모만 진행될 뿐입니다.

왜 여성 탈모가 늘어나는 것일까?

1. 제가 모발공부를 하던 당시에는 여성들의 탈모는 매우 드물어 희귀한 증상으로 학계에 발표될 정도였으나, 지금은 여성 다섯 명에 한 명은 탈모로 고민할 정도로 그 수가 증가하고 있습니다. 왜 이렇게 여성들의 탈모가 증가하고 있는 것일까요? 그 원인 가운데 하나가 바로 샴푸입니다.

왜 대부분 여성이 매일 사용하고 있는 샴푸가 탈모로 고민하는 사람들의 수를 증가시키고 있는 것일까요? 탈모를 위한 두피용 샴푸를 최초로 개발한 저로서 자신 있게 말씀드리겠습니다. 샴푸는 '사용법을 조심하지 않으면 위험'합니다. 어떤 샴푸라도 그릇된 방법으로 사용하면 탈모가 될 가능성이 있습니다.

알레르기 체질이나 저항력이 약한 두피일수록 탈모가 될 가능성이 높아집니다. 또한, 머리가 긴 여성의 경우 향기나 감촉이 좋은 샴푸를 거품이 많이 일도록 듬뿍 덜어 머리를 감는데, 이때 두피와 모공은 제대로 씻어 내지 않고 머리카락 위만 쓰다듬듯이 씻고 헹구는 여성들이 많습니다. 이 때문에 머리가 길고 숱이 많은 경우, 두피와 모공이 제대로 헹궈지질 않을뿐더러 샴푸 성분이 두피에 그대로 남아 있는 경우가 많습니다.

이런 일상적인 실수로 인하여 두피에 남은 샴푸의 성분들이 머리카락을 상하게 하고 가늘게 하며, 볼륨이 죽고 머리카락 수명이 짧아지면서 결국에는 탈모가 되어 두피가 보이게 되는 것입니다.

2. 제가 전문상담을 시작하고 깜짝 놀란 적이 있습니다. 멋내기 염색, 새치 염색 등 정기적으로 염색하는 많은 여성 중에 두피의 통증이나 화끈거림의 증상이 있음에도 이를 참고 염색을 하는 사람들이 실제로 많다는 것입니다. 멋을 내고 싶은 그 마음은 알겠지만, 아픔을 참고 더욱이 머리카락을 손상할 뿐만 아니라 탈모를 만들면서까지 굳이 염색하는 여자들의 마음은 남자들에게는 이해하기 힘든 것입니다.

색소를 머리카락 안으로 침투시키는 염색약에는 수많은 종류의 계면활성제가 배합되어 있으며, 어떤 머리카락도 쉽게 물들일 수 있고 부드럽게 하는 약품도 첨가되어 있습니다. 염색은 이런 약품을 10~30분 정도 머리카락에(두피에도) 발라 밀폐상태로 두기 때문에, 염색약이 머리카락뿐만 아니라 두피의 각질과 모공 속까지 침투하게 됩니다. 두피에 도포된 약품은 샴푸로 어느 정도는 제거할 수 있지만, 각질과 모공 속까지 침투한 약품은 오랜 기간 남아 세포에 손상을 주며, 탈모를 진행하게 하는 하나의 원인이 되고 있습니다.

안전성이 높다고 선전하는 헤나 염색(천연 100%는 제외)이나 허브 염색도 마찬가지입니다. 이러한 일반 염색약의 폐해를 없애기 위해, 두피와 머리카락을 손상하지 않는 '이오너스 효리워터 음이온조정액 RST 염색 시스템'을 개발하여 그 성과를 인터넷으로 발표한 결과, 멀리서부터 일부러 염색하러 오시는 분들이 늘어나고 있습니다.

스트레스로 착각

대부분 내담자는 자신이 스트레스가 많다고 호소하며 탈모를 스트레스 때문에 어쩔 수 없다고 생각하는 경우가 많습니다. 전문가조차도 탈모가 쉽게 개선되지 않을 때는, 스트레스를 핑계 삼아 치유되지 않는 이유로 둘러대는 경우가 많습니다. 그렇지만 "스트레스로 왜 탈모가 되지?"라고 물으면 정확하게 대답할 수 있는 사람은 별로 없습니다.

정도의 차이가 있을 뿐 스트레스는 누구나 있으며, 스트레스가 없는 사람은 절대 없습니다. 원숭이로부터 진화된 인간은 굶주림, 추위, 적, 인간관계, 생로병사와 같은 각종 스트레스를 참고 견디며 살아왔습니다. 그 자손이 우리이기 때문에 모두 스트레스에는 강하다고 말할 수 있습니다.

때에 따라 특정한 종류의 아미노산 부족으로 인해 강한 스트레스를 느끼며 참을성이 없어지는 사람들이 있는데, 그런 사람들에게는 균형 잡힌 식사를 하도록 권유하고 있습니다. 녹차에도 스트레스를 줄여 주는 아미노산이 다량 함유되어 있어, 천천히 녹차를 마실 것도 권유하고 있습니다.

스트레스는 대부분 조금만 생각하면 피할 수 있고 완화하는 방법이 많음에도 불구하고, 스트레스로 피곤하다, 인간관계가 나빠졌다, 스트레스로 병났다, 스트레스로 부부관계가 원만하질 않다, 스트레스로 식욕이 없다 등등 포기하는 경우가 너무 많습니다. 무슨 일이든 스트레스라는 말로 합리화 하는 이상, 탈모는 그만큼 치유가 늦어질 것입니다.

지루성 두피와 머리에서 냄새나는 사람이 늘고 있다

옛날에는 목욕을 하지 않아 냄새나는 사람이 있었지만, 지금은 매일 목욕하고 샴푸를 하는데도 불구하고 머리카락과 두피에서 냄새나는 사람이 있습니다. 이것은 상재균(常在菌: 정상세균층)의 이상 번식에 의한 것인데, 균의 종류에 따라 오래된 기름 같은 냄새, 시큼한 냄새, 대변과 같은 냄새 등 여러 가지 냄새가 납니다. 냄새나는 사람에게 냄새가 난다고 말해 주면, 매일 씻고 감는데 대체 무슨 냄새가 나느냐며 언짢은 표정을 짓고 기분 나빠합니다.

이 상재균(常在菌)은 누구에게나 있으며, 혐기성(嫌氣性)으로 말 그대로 공기(산소)를 싫어하는 균입니다. 건강한 모공에는 약간만 서식하는 정도이지만, 모공 속이 산소결핍 상태가 되면 번식하는 게 일반적입니다. 이 균은 얼굴에 있는 여드름균과 같은 것으로 피지를 자원으로 하고 있으며, 리파아제라는 효소를 분비하여 지방을 분해하는데, 이때 저차원에 있는 지방산의 산화로 인해 세포가 자극을 받아 염증을 일으키기도 합니다.

지방산의 기능이 약해지면 모공 속에 이상이 생기거나 세균 번식을 억제하지 못해, 평상시에는 번식하지 않는 세균까지도 서식하기에 좋은 환경이 되는 것입니다. 매일 하는 샴푸로 머리카락과 두피는 청결해지겠지만, 지나친 샴푸로 인해 각화증(피부의 각질층이 이상 증식되어 단단해지는 증상)이 생겨, 피부를 보호하고 있는 피지막이 불안정하고 저항력이 약해져 상재균이 번식하면서 두피 환경이 변화됩니다.

이러한 이유로 건강한 두피 환경을 위해서는 올바른 샴푸 선택이 매우 중요합니다.

육모를 위한 제품 선택

탈모가 고민되기 시작하면, 인터넷 검색을 통해 탈모에 좋은 샴푸, 탈모를 멈추게 하는 육모제, 식물성 성분의 순한 샴푸 등을 구매하려고 합니다. 하지만 여기서 잠깐, 이런 방법으로 선택하면 실패할 가능성이 높습니다.

여러분은 무엇을 기준으로 제품을 고르고 있습니까? 예를 들어, 샴푸를 선택할 때 자신의 체질(저항력 등 특이성)을 정확히 알고 있습니까? 그것이 식물성이든 아미노산이든 반드시 순한 샴푸가 육모에 좋다고는 할 수 없습니다.

당신의 두피나 저항력에 맞는 샴푸입니까? 지나치게 세정력이 좋다고 하여 샴푸를 오랜 기간 쓰게 되면, 두피의 육모 환경이 악화되어 점차 머릿결이 나빠집니다. 또한, 모근이 말라 머리카락이 가늘어지고 평균 4~6년인 머리카락의 수명도 짧아져, 결국 머리숱이 적어지고 맨 살갗이 보이게 됩니다.

샴푸만 잘못 선택해도 이 정도로 영향을 받게 되는데, 게다가 샴푸 방법까지 잘못되면 머리카락과 모공, 두피에까지 샴푸가 남습니다. 따라서 육모제를 사용한다 하더라도 효과를 볼 수 없습니다. 육모를 위해서는 샴푸의 효과만 보고 제품을 선택하는 일은 절대 없도록 해야 합니다.

실험실 효과와 실제 효과는 다르다

실험실의 연구자료를 기초로, 많은 제품이 상품화되어 수완 좋은 방법을 통해 시판되고 있습니다. 실험실에서는 '효과가 얼마나 좋을까?'를 기준으로 자료를 작성하고, 그것을 토대로 제품을 판매하기 위한 자료를 만들어 선전하고 정보가 빠르게 퍼져 나갑니다.

정직한 회사에서는 화장품이라도 'in vitro(시험관 내)'인지 'in vivo(생체 내)'인지를 명시하고 있으며, 배합 퍼센트도 명시하고 있습니다. 즉, 시험관을 이용한 데이터 자료인지, 실제 두피를 이용한 임상자료인지를 명시하고 있는 것입니다.

또한, 배합된 주성분의 효과를 과대 선전하는 경우가 많은데, 그것은 성분의 효과일 뿐 제품의 효과는 아니라는 점을 알아야 합니다. 화장품에 성분표시는 의무로 되어 있지만, 배합률까지는 표시하지 않습니다. 예를 들어, 콜라겐의 배합률이 얼마든 상관없이 0.1%만 포함되어 있어도 콜라겐 배합으로 선전할 수 있습니다.

엄밀히 말하면, 몇 퍼센트 정도 배합해야 효과가 있다는 것도 명시되어 있지 않으며, 성분의 품질에 따라 그 효과도 크게 달라집니다. 같은 콜라겐이라도 품질에 따라 30배 이상이나 가격 차이가 납니다. 그만큼 배합률과 성분에 비례하여 가격도 높아지는 것입니다. 이 때문에 성분의 효과를 제품 자체의 효과로 판단하다가는 크게 실망하게 됩니다.

위험에 처한 머리카락

머리카락은 우리가 모르는 사이에 매일 70~100개씩 빠지고 있습니다. 하지만 탈모를 고민하면서부터 샴푸 할 때마다 배수구에 쌓이는 머리카락을 보고 대머리가 될 수도 있다는 공포를 느끼는 사람도 있을 것입니다.

결론부터 말하자면, 백 개의 머리카락이 빠지더라도 백 개의 건강한 모발이 다시 자라면 됩니다. 하지만, 탈모가 된다는 것은 보통 때보다 많이 빠진다는 것과 빠진 만큼 다시 나오지 않는다는 것, 그리고 새로 자라는 머리카락이 이전의 머리카락보다 가늘고 볼륨이 없으며 수명이 짧아서 점차 머리숱이 적어지고 결국 맨 살갗이 보이게 되는 것입니다.

예방차원에서 하루 동안 빠진 머리카락을 전부 주워 모아, 어떤 머리카락이 빠졌는지를 살펴봅시다(배율이 높은 확대경이라면 어느 정도 관찰할 수 있습니다). 빠진 머리카락 중에 '모발 끝이 가늘고 뾰족하며 모근이 있는 7cm 이하의 짧은 모발'이 어느 정도 있습니까?

그것은 '단소모(短小毛)'라 불리는 것으로, 머리카락의 수명은 보통

4~6년이지만, 겨우 1년도 채 안 되어 빠져 버린 머리카락을 말합니다. 그런 머리카락이 빠져 버린 모공에서는 수명이 더 짧은 머리카락밖에 자라지 않으며, 최악의 경우에는 '연모(軟毛)'라고 불리는 솜털이 되어 치료해도 회복되지 않을 가능성이 높은 머리카락이 되고 맙니다.

빠진 머리카락의 분류

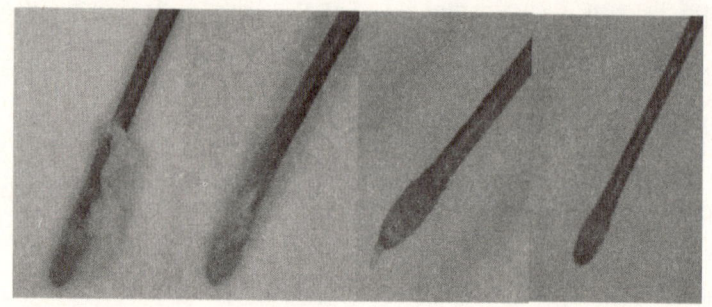

위의 4장의 사진은 오른쪽에서부터 육모 환경이 악화되어 신속한 치료가 필요한 빠진 머리카락의 상태를 나타냅니다. 머리카락은 모공 속에서 성장하기 때문에 탈모의 증상은 표면으로 나타난 부위보다는 모공 내부가 훨씬 그 진행 상태를 알 수 있고 판별하기 쉽습니다.

빠지는 머리카락이 많다고 해서 필요 이상으로 예민해질 필요는 없습니다. 오히려 빠지는 머리카락은 적은데 상상 이상으로 진행되고 있는 경우가 더 심각합니다. 눈에 보이는 것만으로 아직은 괜찮다며 안심하지 말고, 어떤 머리카락이 빠지고 있는지 꼼꼼히 살펴보고 치료계획을 세울 필요가 있습니다.

머리숱이 적어졌다면 특별히 주의를 해야 하며, 머리카락이 적게 빠진다고 안심해서는 안 됩니다. 만성적으로 생기가 없어지며 머리숱이 적어지는 경우도 많기 때문입니다. 중요한 것은 탈모를 멈추게 하는 치료가 아닌 모공 속의 육모 환경을 개선하는 치료입니다. 노화되어 약해진 두피와 모공을 회복하는 치료를 하면, 점차 모공 속의 육모 환경도 좋아져 빠지는 머리카락이 적어질 것입니다.

샴푸로 머리숱이 적어진다

탈모의 원인이 샴푸에도 있다고 설명하면 모두가 놀라서 질문합니다. "식물성이고 아미노산함유의 순한 샴푸를 사용하는데도요?"라고 말입니다.

순한 샴푸라서 육모에 좋고, 석유계가 들어 있어서 위험하다고는 잘라서 말할 수 없습니다. 중요한 것은 어떤 목적으로 사용하기 위해 구성된 것인가, 어떤 사람이 어떻게 사용하는 것인가가 중요합니다. 많은 인터넷 사이트에서는 모발과 두피에 순하고 성분은 이러이러한 것이라며, 아주 좋은 샴푸로 선전하고 있습니다.

하지만 사용하는 사람에게 구체적인 사용법을 설명하는 경우는 극히 드물고, 구매 후에는 의문사항을 문의해도 대부분 제대로 된 답변이나 만족할 만한 답변은 없었다고 체험자들은 호소합니다. 즉,

판매전문가일 뿐 모발 전문가는 아니라는 것일까요? 샴푸와 같은 화장품은 약사법에서는 '효능이 부드럽다'로 되어 있지만, 잘못 사용(체질과 증상에 맞지 않는 사용법)하면 매일 사용하는 것만으로도 두피가 손상되어 점차 탈모로 진행됩니다.

　탈모가 고민되는 사람을 위한 팁! 당신은 당신이 좋아하는 향이나 거품과 손의 감촉만으로 샴푸를 고르지 말고, 두피의 육모 환경을 고려한 샴푸를 고를 필요가 있습니다. 그렇지 않으면 탈모는 진행됩니다. 그리고 두피에 맞는 사용법을 숙지하셔야 합니다.

샴푸로 머릿결이 나빠진다

"그래서 컨디셔닝 타입의 샴푸를 쓰고 있습니다."

　그래도 역시 머릿결은 나빠집니다. 아래 오른쪽 사진은 큐티클로 보호된 건강한 모발이지만, 왼쪽 사진은 큐티클이 흐트러져 벗겨진 상태의 모발입니다. 큐티클이 벗겨지면 샴푸 할 때마다 샴푸가 머리카락 속까지 침투하여 딱딱한 보수성(保水性)이 없는 단백질로 변성(變性)된 모발이 됩니다.

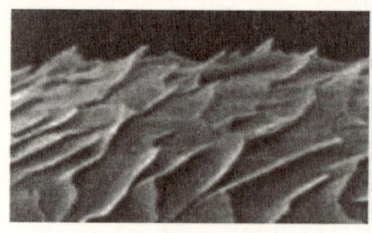 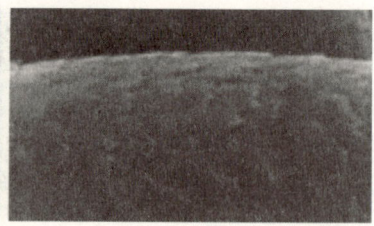

또한, 큐티클이 벗겨진 틈새로 수용성의 모발성분이 밖으로 유실되면서 내부에 구멍이 생기게 됩니다. 그 때문에 모발은 윤기가 없어지고 이상한 웨이브가 생기며, 유연성이 없어져 모발 끝이 엉키는 등 머릿결이 나빠지는 것입니다.

컨디셔너는 머리카락의 부드러움과 윤기를 개선하는 것으로, 머릿결 자체를 좋게 하는 제품이 아닙니다. 트리트먼트나 컨디셔너의 사용으로 점점 가늘어지고 탄력이 떨어진 머리카락은 힘없이 가라앉아 볼륨이 없어지며, 그렇다고 볼륨을 살리는 스타일링 제품을 쓰게 되면 두피와 머릿결은 점점 악화될 뿐입니다.

위험한 샴푸

아래 사진은 박모가 된 두피를 친수성(親水性)이 높은 물로 씻었을 때의 사진으로, 놀라울 정도로 거품이 나고 샴푸가 많이 남아 있는 모습을 볼 수 있습니다. 본인은 샴푸 후 충분히 헹궜다고 하지만, 이것은 샴푸의 잔류성(殘留性)의 문제라고 할 수 있습니다.

이런 사례가 많다는 것은, 샴푸 후 모발의 감촉을 좋게 하기 위한 잔류성 높은 샴푸가 많다는 것을 의미하기도 합니다. 유의해야 할 것은 머리에 컨디셔닝 성분만 남는 것이 아니라, 계면활성제도 함께 남는다는 것입니다.

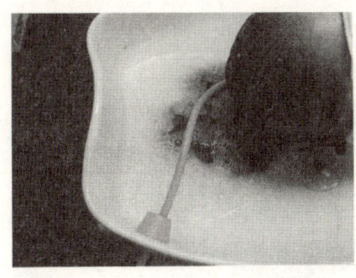

이런 샴푸는 절대 사용해서는 안 됩니다. 머릿결이 좋아 보이고 손에서 느껴지는 감촉 또한 좋을지 모르겠지만, 육모 환경을 파괴하여 결국 탈모를 진행하는 결과를 초래합니다. 그러므로 절대 사용해서는 안 됩니다.

손상모의 원인, 이곳으로 샴푸가 침투

아래 사진은 큐티클이 벗겨지거나 결손되어 구멍이 생긴 머리카락을 확대한 사진입니다. 이처럼 결손된 부분은 매일 샴푸 할 때마다 점점 커지며, 이곳으로 모발 속에 있는 수용성 성분은 유실되고 반대로 샴푸가 침투합니다. 모발 속에 있는 단백질은 샴푸의 주성분인 계면활성제로 인해 딱딱하게 변질되어, 수분을 유지하기 어렵게 되기 때문에 퍼석퍼석하고 건조한 모발이 되면서 점점 상하기 쉬운 모발로 변합니다.

모발 속으로 샴푸를 침투시킨 채 트리트먼트나 컨디셔너를 사용하게 되면 모발 표면의 감촉만 좋아질 뿐, 모발 속은 이미 손상된 그대로입니다. 다시 샴푸를 하면 트리트먼트는 씻겨 나가고 원래의 손상모 상태로 돌아가, 샴푸 할 때마다 트리트먼트를 하게 되면 모발 속

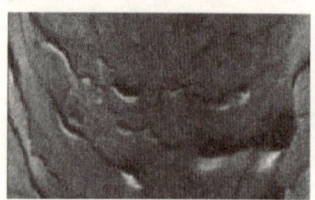 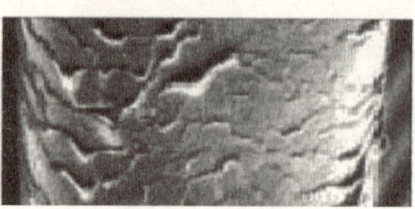

의 상태는 더욱 악화됩니다.

　머릿결을 좋게 하는 천연 100% 트리트먼트제나 미발(美髮)트리트먼트를 권장합니다. 탈모로 인해 가늘어지고 탄력이 없는 머리카락에는 로션 타입의 미발제가 적합하며, 무겁지 않아 볼륨이 살아납니다. 머리카락 속에 남아 있는 샴푸잔류물을 음(-)이온조정액, 살롱서포터, 홀리워터로 제거한 후, 모발의 구성 성분과 같은 성분으로 머리카락 속부터 미발 처리를 함으로써 점차 모발의 질이 좋아지면서 머릿결이 되살아납니다.

탈모 예방과 탈모를 개선하는 샴푸 법

　다시 한 번 말하지만, 샴푸는 사용법에 따라 도움이 될 수도 해(害)가 될 수도 있습니다. 탈모를 개선하기 위한 샴푸일지라도 실제 해가 되는 경우도 많습니다.

　대부분 샴푸에는 일반적이고 기본적인 사용법밖에 기재되어 있지 않으며, 샴푸 법을 알려 주는 미용실은 거의 없는 것 같습니다. 저에게 상담하러 오는 사람에게 샴푸의 중요성과 위험성을 알려 주고 그 사람에게 맞는 샴푸 법을 알려 주면 "지금까지 샴푸 사용법 같은 건 들어 본 적이 없다."며 고마워합니다. 게다가 제가 알려 준 대로 샴푸하고 있는 사람 중에는, "샴푸만으로 머릿결이 달라졌다."며 좋아하는 사람들도 많습니다.

　그 사람들은 탈모에 샴푸가 얼마나 많은 영향을 주고 있는지 실감하며, 육모 환경을 좋게 하는 샴푸 법을 가정에서도 실천하고 있습니다. 본인의 체질과 증상, 진행 정도와 특이성에 맞는 샴푸 법을 하게 되면, 두피의 육모 환경이 개선되고 치료 효과도 빠르게 나타납니다. 이 때문에 샴푸에 배합된 성분의 효과보다는 이 샴푸를 탈모인 사람이 쓰면 왜 좋은지, 어떻게 쓰면 효과적인지를 증상이나 진행 상태별로 구체적으로 설명하는 한편, 실제 샴푸 법을 체험시켜 가정에서 더욱 효율적으로 관리하도록 조언하고 있습니다.

이처럼 탈모의 예방과 개선은 '두피 회복샴푸로 체질에 맞는 샴푸 법'부터 시작합시다.

샴푸에 따라 명암이 갈린다

자동차를 고를 때는 사용 목적에 따라 고릅니다. 짐을 많이 싣는다면 화물차를, 사람과 짐을 싣는다면 와곤차를, 가족을 태운다면 승용차를, 모래를 싣는다면 덤프트럭 등(가족을 태우는 목적으로 덤프트럭은 고를 리가 없겠죠?). 샴푸를 고를 때도 마찬가지로 다음과 같이 목적별로 골라야 합니다.

- 탈모와 가는 모발이 걱정되지 않으면 자신이 좋아하는 샴푸를 고르면 된다.
- 상한 모발이라면 컨디셔닝 타입의 샴푸를 고른다.
- 탈모와 가는 모발이 걱정된다면 두피용(스칼프) 샴푸를 골라 증상에 맞는 샴푸 법으로 머리를 감는다.

- 탈모와 가는 모발을 개선하고 싶다면 육모 전용 두피용(스칼프) 샴푸를 고른다.

컨디셔닝 샴푸와 두피용 샴푸는 이런 점에서 다릅니다. 컨디셔닝 샴푸는 '모발보호와 보수(補修)'를 목적으로 처방되어 있으며, 컨디셔닝 성분이 모발에 잔류하고 있습니다. 이 때문에 잘못 사용하게 되면, 모발뿐만 아니라 두피와 모공에도 잔류하여 육모 환경을 악화시킬 우려가 있기 때문에 탈모 및 가는 모발용 샴푸로는 적합하지 않습니다. 두피용 샴푸는 처방 면에서 두피나 모공의 육모 환경을 우선시하고 있지만, 사용하다 보면 두피와 머릿결도 좋아지기 때문에 예방차원에서 일반 사람들도 널리 사용하게 되었습니다.

그렇게 감으면 탈모된다

물로 머리를 적시고 손에 샴푸를 덜어 거품을 내어 머리에 바른 후, 다시 거품을 내고 물로 헹군다. 대부분 사람은 매일 무의식적으로 이렇게 머리를 감습니다. 하지만 이런 방법은 두피의 노화를 촉진하고 육모 환경을 악화시키며, 이미 탈모의 징후가 있거나 두피에 염증이 있는 사람이라면 탈모의 진행을 촉진하는 결과를 초래할 수밖에 없습니다. 그 정도로 샴푸로 머리를 감는 방법은 매우 중요합니다.

☐ 모발뿐만 아니라 두피까지 충분히 물로 적시고 있습니까?
　(특히 긴 머리 여성)

☐ 풍성하게 거품이 날 정도로 샴푸를 너무 많이 사용하고 있지는 않습니까?
　(최소한의 필요량만큼만 쓴다)
☐ 약해진 정수리 부위에 샴푸를 직접 바르고 있지는 않습니까?
☐ 손톱으로 긁듯이 또는 강한 힘으로 박박 문지르지는 않습니까?
☐ 모발 위로 두피를 쓰다듬듯이 감고 있지는 않습니까?
　(손가락이 두피까지 닿고 있는지)
☐ 머리카락이 난 언저리, 특히 이마 부분을 깨끗이 씻고 있습니까?
☐ 헹굴 때는 몇 번씩 깨끗이 헹구고 있습니까?
　(거품은 안 나도 샴푸는 두피와 모발에 남아 있다)
☐ 반드시 헤어드라이어로 말리고 있습니까?(드라이어 사용법도 숙지)

염증이나 지루성이 있는 두피는 샴푸 법이 다릅니다. 탈모가 고민되어 육모를 하는 사람이라면, 두피전문치료사를 통해 육모 샴푸 법을 실습해 봅시다.

이렇게 더러운 모발

요즘 컨디셔너나 스타일링 제품을 사용하는 사람들이 많은데, 왼쪽 사진처럼 후레이킹(모발에 젤이나 왁스 등 스타일링 제품을 많이 바르면 허옇게 일어나는 현상)을 일으키거나 더러움이 부착되기 쉬운 모발이 되므로 주의하시기 바랍니다. '후레이킹'이란 모발을 보호하는 성분이 불균일하

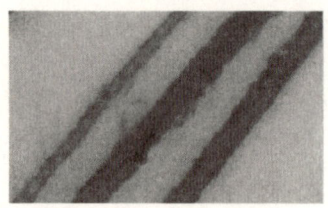

고 두껍게 부착된 상태로, 심하게 손상된 모발을 감추기 위해 많은 양을 쓰기 때문에 생기는 현상입니다.

샴푸로는 쉽게 떨어지지 않는 성분도 있어 모발검사 때 위의 사진과 같은 모발이 발견되는 사람도 있습니다. 컨디셔너나 스타일링 제품에는 양성의 계면활성제가 들어 있는 제품이 많은데, 대전방지제(帶電防止制)라고 불리는 계면활성제는 샴푸와 같은 모발용 세제 및 의복용세제, 세탁세제에 배합되어 있습니다. 또한, 카치온으로도 불리는 양성의 계면활성제는 독성이 강해 '살균제'로도 쓰이고 있어, 이 독성을 우려해 논카치온의 컨디셔너나 스타일링제가 판매되고 있지만, 위의 사진처럼 정전 효과(靜電效果)로 먼지나 더러움이 부착되기 쉬운 제품도 있습니다.

오염된 모발은 감촉 또한 부드럽지 못하기 때문에 무리해서 빗질하게 되면 큐티클이 쉽게 벗겨지고 손상이 빨라지며, 손상된 모발은 건조하여 쉽게 찢어지거나 끊어지게 됩니다. 이 때문에 손상된 모발은 염색해도 퇴색 속도가 빠릅니다.

린스와 컨디셔너를 쓰지 않는 샴푸 법

"샴푸만 써도 됩니다."라고 아무리 설명을 해도 대부분 사람은 "컨디셔너는 안 쓰나요?"라고 물으며, 그중에는 숨어서 몰래 사용하는 사람도 있습니다. 그 정도로 사람들의 의식 속에 샴푸와 컨디셔너는 같이 쓰지 않으면 안 된다는 잘못된 생각이 자리 잡고 있는 것 같습니다.

"컨디셔너를 쓰면 머릿결이 나빠진다."고 말하면, 대부분 사람이 이해할 수 없다는 표정을 짓곤 합니다. 하지만 두피용 샴푸만으로 감은 머릿결을 만져 보게 하거나, 빗살이 촘촘한 빗으로 머리를 빗겨 보게 하여 별 저항 없이 매끄럽게 빗겨지는 것을 경험하고 나서야 지금까지 사용하던 샴푸와는 전혀 다르다는 말을 합니다. 그리고 나서 헤어드라이어로 말린 머리를 보여 주며 컨디셔너가 필요하냐고 물으면, 비로소 컨디셔너가 필요 없다는 것을 알게 됩니다. 즉, 자신의 모발상태에 맞는 두피용 샴푸를 고르고 올바른 샴푸 법으로 머리를 감는다면 컨디셔너가 필요 없는 사람들이 대부분일 것입니다.

컨디셔너 역시 계면활성제가 배합되어 있고, 게다가 샴푸보다 독성이 강한 양성(카치온)의 계면활성제가 들어 있기 때문에 모발 표면의 감촉은 부드러울지 몰라도, 모발 속의 질이 떨어져 컨디셔너를 쓰지 않으면 안 되는 모발이 되어 버립니다. 얼마간 두피용 샴푸를 쓰다 보면 컨디셔너가 필요 없는 모발로 바뀔 것입니다.

샴푸에 들어 있는 공포의 계면활성제

샴푸의 폐해에 대해 말씀드리는 것은 겁을 주기 위해 하는 말이 아닙니다. 육모를 위해서라도 진실을 알아주셨으면 좋겠습니다.

샴푸의 주요성분으로는 계면활성제로 불리는 세탁성분이 사용되고 있을 뿐만 아니라 린스나 트리트먼트, 컨디셔너와 같은 헤어케어 제품에도 계면활성제가 배합되어 있습니다. 계면활성제는 경제적이고 효과 높은 성분으로 헤어케어뿐만 아니라 우리 주변의 여러 제품이나 식품에도 널리 사용되고 있습니다(이것이 환경물질에 영향을 주고 있습니다).

어떤 책에는 "1L의 물에 단 한 방울의 계면활성제를 넣는 것만으로 클로버 종의 식물은 싹이 트지 않는다."고 적혀 있습니다. 또한, 기형 물고기나 야생 조류들의 알에서도 계면활성제의 영향이 나타나고 있다는 보고가 있으며, 남성의 정자 수에도 영향을 주는 등 두려운 현상들이 끊이지 않고 있습니다.

제가 끊임없이 샴푸의 폐해에 대해 말씀드리는 것은 이 계면활성제가 주된 원료인 샴푸를 매일 사용하고 있기 때문입니다. 이 때문에 자신의 체질과 두피 상태에 맞는 올바른 샴푸 선택과 올바른 샴푸 법을 숙지하도록 내담자들에게 설명하고 있으며, 직접 체험해 보도록 하고 있습니다. 효과 높은 육모제를 찾거나 사용하기에 앞서 우선 올바른 샴푸 선택과 사용법을 신중히 숙지하시기 바랍니다.

특히 여성의 경우, 샴푸만 바꾸는 것만으로도 탈모가 개선되었다는 사례가 전국으로부터 보고되고 있으며, 모발을 소중히 생각하는 미용실과 두피센터에서는 두피용 샴푸, 두피용 토닉, 음(-)이온조정액을 사용하고 있습니다.

염색과 파마를 한 뒤 탈모가 되었다

염색하는 사람들이 늘어나면서부터 두피나 모발 때문에 고민하는 사람들도 늘어났습니다. 염색이나 파마를 했다고 해서 바로 탈모가 되는 것은 아닙니다. 그러나 사람에 따라 차이는 있지만, 염색이나 파마로 인해 두피가 약해지는 것은 사실입니다.

탈모로 신경이 예민해진 사람이 염색제나 파마약의 처방 구성을 보면, 아마도 깜짝 놀랄 것입니다. 그 안에는 계면활성제, 환경파괴 물질에 가까운 성분, 알레르기가 염려되는 성분들이 들어 있기 때문입니다.

이런 성분을 모발뿐만 아니라 두피에 밀착시켜 일정 시간 내버려두게 되면, 계면활성제와 같은 유해한 성분들이 두피나 모공으로 침투하게 됩니다. 한번 침투한 이런 유해한 성분들은 매일 샴푸를 한다 해도 2~3주 동안은 두피에 잔여물이 그대로 남아 있기 때문에, 아무리 건강하고 복원력이 높은 두피라도 심한 손상을 받게 됩니다.

더군다나 탈모나 가는 모발로 노화되고 약해진 두피나 저항력이 떨어진 두피라면 손상도는 더욱 커질 것입니다. 이러한 염색약의 폐해를 피하고자 헤나 염색(천연 100%는 제외) 및 향초나 허브 염색은 안전하다며 시스테아민 등 여러 가지 염색약이 사용되고 있지만, 그 또한 대부분 화학 염료로 만들어졌기 때문에 육모 환경을 나쁘게 하는 것은 피할 수 없습니다.

이 때문에 염색하고 싶어 하는 사람들에게는 두피를 보호하고 계면활성제를 침투시키지 않는 '이오너스 효리워터 음이온조정액 RST 염색 시스템'을 추천하고 있어, 탈모로 고민하는 사람들에게 많은 호응을 얻고 있습니다.

탈모에는 이오너스 효리워터 음이온조정액 RST 염색 시스템을

제약사들을 상대로 강사로 활동한 제가 학술강사로서 미용사들과 접하면서 놀란 것이 있습니다. 염증이나 지루성 습진과 같은 손님의 두피 상태에 상관없이 함부로 염색제를 바르거나, 성의 없이 샴푸를 한다는 것입니다. 이러한 미용사들의 무관심한 관리로 인해 손님의 두피는 염색제로 손상을 입게 되고, 한번 손상된 모발은 점차 더욱 손상되어 의도했던 색상의 염색도 잘 안 되고 금세 퇴색되어 버립니다.

피부의학과 치료만을 생각했던 제가 그것을 계기로 지금까지 '미발(美髮)'과 '염색제'를 새롭게 연구하게 되면서, 이오너스 효리워터 음이온조정액 RST 염색 시스템(육모 염색'으로 불림)을 개발하게 되었습니다.

- 노화 또는 체질적으로 인해 저항력이 떨어진 두피를 어떻게 하면 보호하면서 염색할 수 있을까?
- 아미노산의 유실로 단백질의 변성이 생긴 손상모에 어떻게 하면 예쁘게 색을 낼 수 있을까?
- 어떻게 하면 손상 모발을 회복시키고 색상이 빠지지 않고 오래가게 할 수 있을까?
- 두피의 육모 환경을 나쁘게 하지 않는 방법에는 무엇이 있을까?

- 모발을 손상하지 않고 회복시키면서 하는 방법에는 무엇이 있을까?
- 큐티클을 손상하지 않는 샴푸 법에는 무엇이 있을까?

미용사들은 손님의 두피 환경을 고려하여, 이오너스 효리워터 음이온조정액 RST 염색 시스템으로 개개인의 체질과 증상, 특이성을 고려해 염색하는 방법을 숙지하셔야 합니다.

헤나 염색은 정말 안전할까?

천연 100% 허브 헤나라면 추천하고 싶습니다. 헤나는 원래 염색제가 아니라 트리트먼트와 코팅제로 알려져 있습니다. 동양인의 검은 머리는 염색해도 색의 변화는 별로 나타나지 않지만, 기존모발이 밝은 색이라면 신비롭고 자연스러운 색이 형성됩니다. 일본에서 천연 100% 허브 성분으로 흰머리 새치 커버 염색제가 개발되면서, 두피건강을 위하여 또는 옻을 타거나 알레르기가 심한 특이체질인 사람들한테 큰 인기를 얻고 있습니다.

이러한 허브 헤나의 인기에 편승하여 한 제조업체가 헤나에 기존의 화학 염료를 섞었음에도 불구하고 헤나는 안전하다며 선전·판매한 결과 폭발적으로 판매되었고, 여기에 편승한 회사가 늘어나고 미용사들 또한 이를 사용하게 된 것입니다. 그러나 케미칼 헤나는 화학 염료를 배합했기 때문에 일반 염색제와 같이 문제가 발생할 수 있습니다.

헤나 염색 외에도 천연 염색, 허브 염색, 식물성 염색, 한방생약 염색(이런 단어들을 사용하는 것 자체가 위반) 등등 다양한 명칭을 사용하고 있지만, 무조건 그 안전성을 신뢰하기보다는 일반 염색제와 같이 '어떻게 하면 안전하게 사용할 것인가?'를 궁리하셨으면 좋겠습니다.

어떠한 염색제라도 정도의 차이는 있지만, 두피 환경을 저하하는 것은 사실입니다.

염색 후의 두피와 모공

염색을 하게 되면 두피의 육모 환경은 크게 변하고 악화됩니다. 이는 염색약에 배합된 계면활성제가 모공의 내부까지 침투해 세포분열을 하기 때문입니다. 모근이 건조해지고 머리카락이 가늘어지고, 수명이 짧아지는 등 피해가 나타납니다.

그 피해는 사람에 따라 다르지만, 자연치유 되는 사람도 있고, 화상에 가까운 심한 염증을 일으키는 사람도 있습니다(특히 알레르기 체질인 사람).

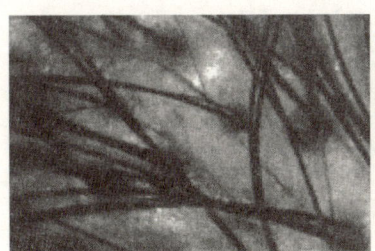

① 모공에 염색제가 남아 있다.

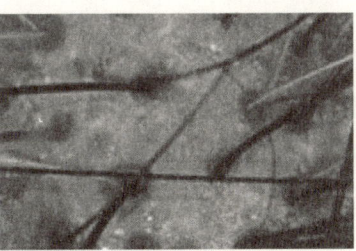

② 염색 후 3주 동안 두피와 모공에 남아 있는 염색제

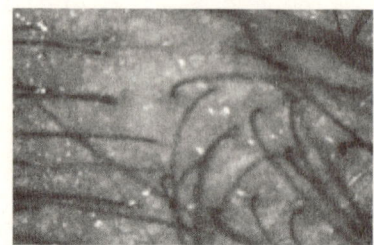
③ 염색 후의 염증

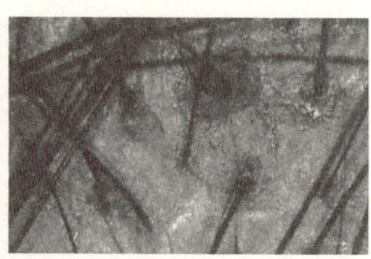
④ 화상에 가까운 염증

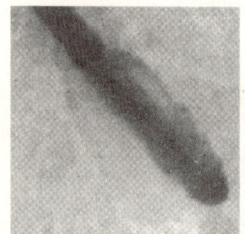
⑤ 모근까지 물든 상태

파마가 탈모에 미치는 영향

예전보다 파마를 하는 사람은 줄었지만, 파마 후 머리카락이 많이 빠지고 모발이 가늘어지면서 탈모가 되었다고 호소하는 사람은 늘어났습니다.

액체로 된 약을 바르고 일정 시간 내버려 두는 파마 역시 두피에 손상을 주어 모발이 가늘어지거나 탈모가 되기 쉬운 두피가 되는 것은 사실입니다. 특히, 웨이브가 있는 모발을 곧게 펴는 스트레이트 파마나 축모교정술은 손상이 심해 두피에 염증을 일으키는 경우도 많습니다. 심할 때는 오른쪽에 있는 두피 사진과 같은 화상에 가까

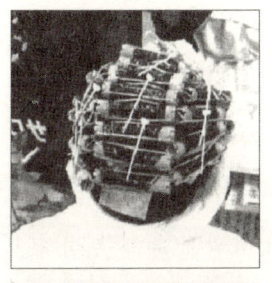

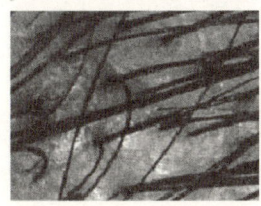

운 염증을 보이는 경우도 있습니다(분명 머리카락이 많이 빠질 것이다).

  파마의 원리는, 머리카락을 팽창시켜 결합을 절단시킨 상태이지에서 로트를 감아 웨이브를 만들고 다시 원래대로 풀면 모발에 웨이브가 생기는 것인데, 이때 사용된 파마약으로 인해 손상된 두피가 자연치유 되기까지는 꽤 오랜 시간이 걸리며, 한번 손상된 두피는 가늘고 약한 머리카락밖에 자라지 않는 두피가 되어 버리는 경우가 많습니다(파마와 염색 동시 시술은 절대 금물).

  또한, 회복되지 않은 두피와 모공은 매일 사용하는 샴푸와 컨디셔너, 스타일링제 그리고 염색 등으로 인해 손상을 입어, 결국 모발이 가늘어지고 성장기나 수명이 짧아지면서 점차 탈모로 진행되어 갑니다.

  따라서 탈모와 가는 모발을 예방하기 위해서는 이오너스 효리워터 음이온조정액으로 두피와 모발환경을 보호할 필요가 있습니다.

육모제! 그런 방법으로는 효과 없다

  탈모 인구가 늘어나면서 여성용 제품을 포함한 육모제가 널리 사용되었습니다. 이에 많은 업체가 "경이적이다", "○○에서 발표됐다."라며 그 효과를 강조하는 선전으로 소비자들을 유혹하고 있습니다.

하지만 정작 효과를 봤다거나 육모제를 쓰고 이렇게 좋아졌다는 사람은 극히 드물고, 효과가 없다는 사람들이 더 많습니다. 그뿐만 아니라, 사용해 본 대부분 사람은 육모제의 효과에 대해 부정적인 반응을 보이고 있습니다. 육모제는 정말 효과가 없는 것일까요?

육모제는 원래 효과가 있도록 처방되었습니다(효과의 크고 작음은 있지만). 그렇다면 왜 효과가 없다는 보고가 이토록 많은 것일까요? 그것은 '효과가 있도록 사용하고 있지 않기 때문'입니다.

로션 타입의 외용제는 즉효성은 있지만, 보호력이 거의 없고, 두피를 보호하거나 회복시키는 작용이 빈약해 효과의 지속시간이 짧은 것이 특징입니다. 즉, 육모제는 '효과가 잘 나타날 수 있는 두피 환경'을 만들고 나서 사용해야 하며, 효과 또한 바로 나타나는 것이 아닙니다. 그것은 육모제의 효과가 없는 것이 아니라 사용방법이나 치료방법이 잘못되었기 때문입니다.

육모제는 대부분 예방 목적으로 판매되고 있기 때문에, 개선을 위해서는 반드시 개선을 목적으로 한 육모제를 사용해야 합니다.

똑같은 육모제로는 낫지 않는다

오른쪽 사진은 탈모 부위나 증상이 각기 다른 남성 탈모의 예로, 이러한 탈모는 한 가지 육모제만으로는 개선될 수 없습니다. 탈모 부위나 증상에 따라 그 원인도 다르므로 사용하는 육모제와 사용방법을 바꾸지 않는다면, 탈모를 개선할 수 없습니다.

따라서 탈모에는 반드시 육모제가 효과적이라는 안이한 생각은 하지 않는 것이 좋습니다.

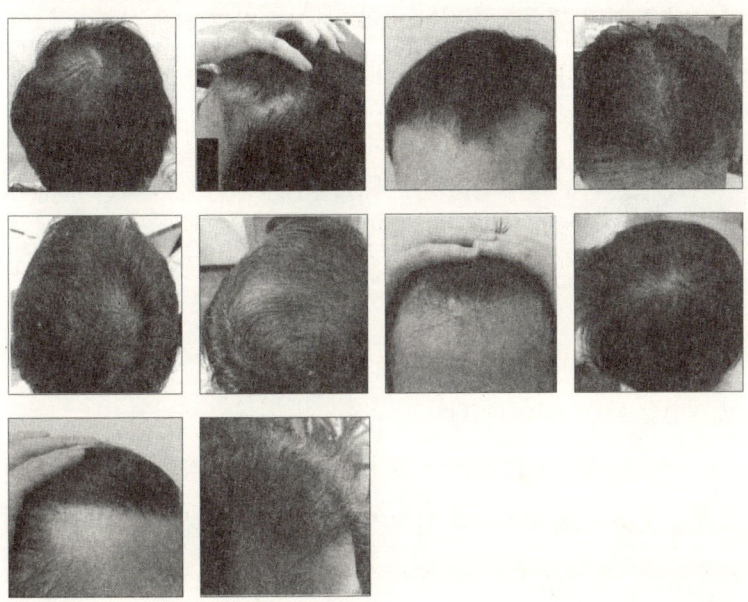

사용법에 따라 큰 차이가 나는 육모제

육모제는 효과가 있도록 만들어졌습니다. 그럼에도 불구하고 효과가 없다, 효과가 안 나타난다는 것은 육모제 자체가 나쁜 것이 아니라 올바른 사용법으로 사용하지 못했기 때문에 효과가 없는 것입니다.

- 예방 목적의 육모제를 개선 목적으로 사용하는 등 적절하지 못한 육모제의 사용은 효과를 보기 어렵다.
- 두피 상태가 나쁘다.
- 사용방법이 적절하지 못하다.
- 사용량 및 횟수가 적절하지 않다(증상과 진행도를 보고 판단).
- 장기적인 사용이나 불규칙한 사용으로 인한 효과 저하.
- 육모제의 효과만으로는 탈모 원인에 대처하지 못하고 있다.

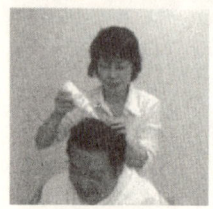

인터넷에 육모에 사용하는 샴푸라든지 경이적으로 잘 듣는 육모제라는 선전을 보고 그 효과를 기대하며 육모제를 하는 사람이 많지만, 그런 제품 효과에 의지한 육모에는 한계가 있고 개선될 확률도 낮습니다.

육모제는 고르는 법과 사용법에 따라 큰 차이가 나타나므로 육모제의 효과에만 의지하지 말고 '치료법의 효과'를 우선시하여 체질과 증상, 진행 정도, 특이성에 따라 '어떤 치료법'을 할 것인가를 결정하고 나서 거기에 사용할 최적의 육모 제품을 선택해야 합니다.

발모 효과의 마술

'육모'란 현재 나와 있는 머리카락을 성장시키는 것이며, '발모'는 머리카락이 나지 않게 된 모공에서 머리카락이 나도록 하는 것으로, 누구나가 육모뿐만 아니라 발모를 간절히 원하고 있습니다.

그런 갈망을 대상으로 한 '발모율 89%'라는 표현을 자주 봅니다. 물론, 그 발모율에 대해 비방적인 발언은 삼가하겠으나 발모율에 관한 판단 기준은 냉정하게 선택하고 싶습니다.

많은 경우의 발모란 말 그대로 '털이 난다'는 것을 의미하지만, 저는 이 표현이 의문스러워 발모라는 표현은 쓰지 않고 있습니다. 털이 났다며 좋아하는 사람들을 수없이 보았으나, 그 대부분 사람이 실망하고 있기 때문입니다.

솜털은 나지만 그것이 경모(硬毛)로까지 성장하지 않는 경우가 많으므로 저는 털이 났다고 좋아하는 사람에게, "그것은 정상적인 털이 아니라 얼마 지나지 않아 빠져 버리는 털이기 때문에 털이 확실히 자라면 그때 가서 좋아하자."며 꾸준한 두피치료와 더불어 털이 빠져도 포기하지 말고 지속적인 치료를 받을 것을 권유하고 있습니다.

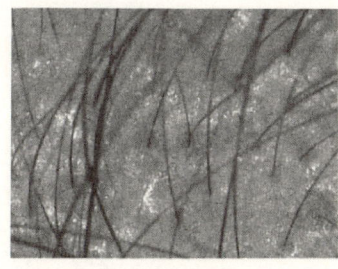

치료로 인해 일시적으로 솜털이 나오는 발모율이 아닌, 솜털이 경모로 변해 건강하고 긴 머리카락으로 자라는 발모율이었으면 좋겠다고 생각합니다.

육모는 덧셈과 뺄셈

육모에서 플러스 되는 부분과 마이너스 되는 부분을 가정해 봅시다. 좋은 샴푸는 두피에 샴푸의 잔류물이 남지 않으리라고 생각하기 쉽지만, 그것은 착각입니다. 아무리 육모에 좋은 샴푸라도 사용법이 잘못되면 두피에 마이너스로 작용해 이 샴푸는 안 좋다는 결론을 내리게 됩니다.

육모제도 마찬가지로 플러스 효과와 마이너스 효과를 비교하여 마이너스 부분이 많으면 '이 육모제는 효과가 없다'고 단정을 내리게 됩니다. 즉, 육모를 어떻게 하면 마이너스를 줄이고 두피에 플러스가 되도록 치료할 것인가로 '낫는다'와 '낫지 않는다'가 결정됩니다.

탈모의 원인을 종합적으로 검토하여 그것을 완화 또는 경감, 해소하게 하는 한편, 어떤 치료법이 자신에게 효과가 있는지를 계획하고 그에 맞는 올바른 제품 선택으로 확실한 효과가 나타날 수 있도록 사용하는 것이 중요합니다.

또 한 가지는, 일반적인 원인뿐만 아니라 본인의 특이적인 체질원인을 고려한 효과 있는 육모제를 찾는 것도 중요하지만, 우선 마이너스를 줄이는 것부터 시작해야 하며, 자신의 체질과 직업, 생활환경과 배경 등 전반적인 것을 검토하여 두피 환경에 마이너스를 줄이고 플러스가 되는 치료방법을 생각해야 합니다.

그렇게 빨리 효과가 나타날 리 없다

"물에 빠진 사람은 지푸라기라도 잡는다."는 속담처럼 탈모에서 빨리 벗어나고 싶은 나머지 여러 가지 함정에 빠지는 경우가 많습니다.

"3개월 만에 이렇게 풍성해졌다", "이럴 수가! 대머리가 4개월 만에 나풀나풀", "대머리가 없는 ○○민족의 비밀스러운 육모 성분", "오지에서 발견된 경이적인 육모 성분" 등 선전 문구에 현혹되어 의심하면서도 결국은 구매하게 됩니다.

하지만 그렇게 빨리 머리가 풍성해질 수가 없습니다. 그 근거는 다음과 같습니다.

- 머리카락은 어떤 치료를 해도 한 달에 1㎝ 정도밖에 자라지 않는다.
- 지금 있는 머리카락이 빠지지 않으면 수명이 길고 굵은 새로운 머리카락은 자라지 않는다.
- 새로운 머리카락이 나오게 하기 위해서는 모공에서 머리카락을 만드는 조직, 혈관을 건강하게 만들 필요가 있다.
- 처음부터 굵고 튼튼한 경모가 나오는 것은 아니다.
- 머리카락이 빠지고 새로 나올 때까지는 보통 3~4개월이 걸린다 (모공만의 상태로는).

탈모가 진행되어 머리카락이 솜털이 되고 경모가 더는 나오지 않는 노화된 모공과 두피에서는, 어떤 치료를 한다고 해도 굵고 건강한 경모가 그렇게 빠른 시간에 자랄 수가 없으며 눈에 띄는 효과는 볼 수 없습니다.

따라서 이런저런 정보를 이용·조작하고 사진 등을 내세운 선전들을 냉정하게 판단하는 태도가 중요합니다.

육모에 시간이 걸리는 이유는

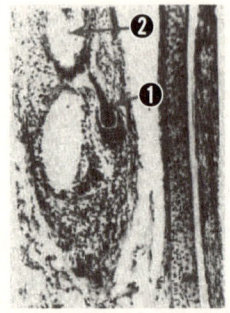

치료를 시작하고 바로 반응이 나타나고, 2~3개월 만에 눈에 띌 정도로 좋아졌다? 그런 육모제나 육모 치료법을 찾아 빠른 효과를 꿈꾸는 당신은 육모에 실패하기 쉬운 사람입니다. 왼쪽 사진을 보시기 바랍니다.

번호 '❷'번은 퇴행기가 돼서 머지않아 빠져 나가는 털로 변합니다. 그때는 이미 '❶'번 털이 대기하고 있습니다 ('❷'번이 빠지고 '❶'번이 나오기까지는 3~4개월이 걸린다는 것을 알 수 있다).

육모란 이 '❶'번인 차세대 털을 현재 있는 털보다 굵고 수명이 긴 털로 성장시키는 것입니다. 유감스럽게도 육모는, 비료를 주면 시간이 갈수록 굵고 크게 자라는 초목과는 달리 현재 자라 있는 머리카락에 아무리 영양을 준다고 해도 굵어지거나 수명이 길어지는 것은 그다지 기대하기 힘듭니다.

머리카락의 운명은 기다리고 있는 '❶'번의 환경으로 결정됩니다. 그리고 그 '❶'번의 털은 환경의 변화에 따라 특히 약해집니다. 이 때문에 두피의 육모 환경을 좋게 하여 현재 있는 털 '❷'번이 도중에 빠지지 않도록 하는 것과 지금부터 새로 나올 털 '❶'번을 위해 두피를 활성화하여 좋은 환경을 만드는 것이 가장 좋은 육모 방법입니다.

낫기 쉬운 사람, 낫기 어려운 사람

사람 몸에는 이물질을 침투하지 못하게 방어하고 배제하는 기능이 몇 가지 있습니다. 약도 면역기능에서 볼 때 이물질이며, 우리 몸은 이물질의 영향을 받지 않도록 작용하고 방어하는 구조로 되어 있습니다.

그러나 또 한편에서는 방어력에서 벗어나 그 목적을 위한 작용을 일으키기도 합니다. 우리 몸은 개인차에 따른 면역기능시스템을 만들고 있기 때문에, 약을 받아들이기에 적합한 사람과 그렇지 못한 사람들 사이의 효과에는 많은 차이가 있습니다.

일반적으로 약제는 무조건 효과가 있다고 알고 있지만, 화장품이나 의약 부외품의 경우에는 효과가 약하기 때문에 효과를 보기 위해서는 더욱더 올바르게 사용할 필요가 있습니다. 그리고 일반적으로 효과적인 사용법뿐만 아니라 체질과 본인의 특이사항을 바탕으로 한 사용법이 필요한 경우도 많으므로 전문 두피치료사와 같은 전문가의 조언이 필요합니다.

- 체질, 체형, 나이, 성별, 몸의 상태
- 현재 시행하고 있는 치료, 사용하고 있는 제품, 사용법
- 직종, 생활환경

직접적인 치료뿐만 아니라 우리 몸에 마이너스가 되는 요인을 찾아내어 개선해 나가야 합니다.

효과와 부작용 및 무리한 치료와 후유증

오래전 제가 병원에 입원했을 때, 같은 증상으로 입원한 80명의 환자 중 절반 이상이 투약을 중지해야만 했던 약의 부작용에 대한 공포를 직접 목격한 적이 있었습니다. 다행히 저는 그 약에 대해 잘 알고 있었기 때문에, 의사와 상담 후 승낙을 얻어 부작용을 경감시키는 처방 약을 병행함으로써, 부작용 없이 다른 환자보다 빨리 퇴원할 수 있었습니다.

부작용이 없는 약이란 없으며, 증상에 따라서는 부작용이 많아도 어쩔 수 없이 복용할 수밖에 없는 경우가 있는 것도 사실입니다. 하지만 빨리 낫고 싶다고 해서 무리한 치료나 약품, 제품 등을 무분별하게 사용해서는 안 됩니다. 그중에는 몇 년 후 또는 10년 이상이 지난 후에 나타나는 부작용도 있기 때문입니다.

사람의 면역기능은 아무리 좋은 약이라도, '자신에게 이물질인가 아닌가?'로 판단하게 됩니다. 몸의 면역기능에는 약을 '이물질'로 판단하여 배제하고자 하는 속성이 있으며, 갑자기 많은 양의 약이 몸 안으로 들어오면 비상사태로 판단하고 싸울 준비를 합니다.

개중에는 머리카락이 빨리 나오게 하려고 기구(주사 등)를 사용하여 약물을 직접 침투시키는 치료법을 시행하기도 하는데, 이러한 행위 역시 무리한 치료법으로 많은 부작용이 나타나기도 합니다.

따라서 증상이 심할수록, 내력(耐力)과 복원력이 약할수록 순한 약으로 여유를 갖고 치료하는 것이 기본이며, 성급하고 무리한 치료로 증상을 더욱 악화시키거나 후유증을 남기지 않도록 조심해야 합니다.

제품의 효과보다 치료의 효과

가능한 한 빨리 낫기 위해 효과 높은 제품을 찾아 배합성분의 효과를 기대하고 사용해 보지만, 실망하는 결과를 초래하는 경우가 많습니다. 왜냐하면, 탈모의 원인은 적어도 6가지 이상의 원인이 서로 복잡하게 얽혀 발견되고 진행되므로, 한 가지 제품이나 성분만으로 모든 원인을 개선할 수 없기 때문입니다.

탈모 개선을 이렇게 생각해 보시기 바랍니다.

- 치료에 적합한 제품을 고른다.
- 체질과 증상, 진행 정도에 적합한 방법으로 사용한다.
- 증상에 따라 사용하는 제품과 사용법도 바꾼다.

즉, 육모는 제품으로 개선하는 것이 아니라 치료방법으로 개선하는 것입니다. 좀 더 구체적으로 말하면, '직접적인 치료 + 치료를 돕는 보조치료 + 양생법 + 주의사항'이 필요한 것입니다.

두피의 육모 환경을 좋게 하여 원래의 상태로 돌려놓으면 머리는 점차 회복됩니다. 탈모에 효과 있다는 말에 현혹되지 말아야 합니다. 중요한 것은 산화되고 노화된 두피와 모공을 활성화하기 위해 육모 환경을 좋게 하는 것입니다. 그러기 위해서는 어떤 치료가 필요한가를 먼저 생각하고 치료계획을 세워, 그 치료에 필요한 제품을 골라야 합니다.

엉터리 제품이나 치료는 금물

거듭 말씀드리지만, 자료에 기록된 효과가
"당신에게 나타난 증상, 당신의 탈모에 효과가 있습니까?"
"그 제품이 당신의 증상과 원인의 몇 가지를 개선해 줍니까?"
"기록된 효과는 백 명 중 몇 명이 좋아졌다는 자료입니까?"
판매자 입장에선 백 명 중 한 두어 사람만 좋아져도 굉장히 잘 듣는다고 선전합니다.
"당신은 그 2% 안에 들어갑니까?"

사람들의 심리는 작은 거짓말보다 큰 거짓말을 믿는 경향이 있어, '반만 믿어도'라며 자신이 원하는 쪽으로 해석하고 싶어 합니다. 물론 그런 정보를 전면 부정하는 것은 아니지만, '단지 무조건 쓰면 좋아진다', '그것만 쓰면 좋아진다'는 제품이란 없습니다. '제품을 쓴다→좋아진다'와 같은 단순한 방법으로 탈모는 좋아지지 않습니다.

오랜 시간에 걸쳐 만성적으로 진행된 탈모를 개선하기 위해서는 기초단계의 치료부터 시작하여 조금 개선되고 나면, 다음 단계의 치료로 넘어가는 식으로 적당히 단계를 한 단계씩 올려 가며 목적지에 도달할 수 있도록 단계적인 개선이 필요합니다. 우선, 산화되거나 노화되어 약해진 두피와 모공을 회복시키고, 염증 등을 개선하는 치료를 한 후 두피가 어느 정도 회복되고 나서 육모 치료의 단계로 옮겨 가야 합니다.

기구를 사용하면 안 되는 사람

탈모 개선은 오랜 시간이 필요합니다. 그럼에도 불구하고 빠른 효과를 보고자 기구를 사용하여 육모제를 억지로 두피에 침투시키는 육모법이 있습니다.

양약에는 정기적으로 복용하는 것과 필요할 때만 한 번 복용하는 것이 있습니다만, 동양의학에서는 약을 상약(上藥), 중약(中藥), 하약(下藥)으로 분류합니다. 이 중에서 하약은 효과는 빠르지만, 부작용이 높아 특히 주의를 기울이고 있습니다.

육모제에는 '미노키시질'이라는 성분이 배합되어 있는데, 효과를 높이기 위한 목적으로 배합량을 5%, 10%, 15%로 늘린 제품이 팔리면서 이에 따른 부작용으로 고민하는 사람이 증가하고 있습니다. 병원에서도 포기한 심한 부작용을 가진 내담자가 제가 있는 곳으로 찾아온 적이 있는데, 그 사람은 두피뿐만 아니라 생각지도 못한 부작용이 전신으로 퍼져 고통받고 있었습니다.

이와 마찬가지로 기구 역시, 피부의 저항력을 저하해 보통의 수십 배에 달하는 약제를 강제로 피하조직으로 침투시켜 빨리 낫게 하려는 것입니다. 피부나 면역구조를 모르는 사람이 약제를 더 많이 침투시키면 효과가 높고 빨리 낫게 할 수 있다고 생각하여 기구를 사용하도록 만들고 있는 것입니다.

사용하는 사람도 빠른 효과를 보고 싶은 마음에 열심히 쓰기 때문에 상태가 점점 악화하는 사람이 많아지고 있습니다. 값비싼 기구를 구매한 사람의 대부분은 낫지도 않고 귀찮아서 지금은 사용하지 않고 있으며, 너무 비싸게 주고 샀다며 후회하고 있습니다.

낫지 않는 데는 이유가 있다

제품은 뭔가 효과를 기대하고 판매되고 사용되고 있으며, 효과에는 큰 효과와 작은 효과가 있습니다. 제품이 듣지 않는 이유(효과가 나타나지 않는 이유)는 다음 문장에서 알 수 있습니다.

- 당신의 증상에는 안 듣는다.
- 그런 사용법이나 사용량으로는 안 듣는다.
- 효과를 방해하는 원인이 있다.
- 마이너스 요인이 많으므로 결과적으로는 안 듣는다.
- 전혀 엉뚱한 제품이다.

탈모를 개선하기 위해서는 단계적인 치료가 필요하여, 우선 두피의 염증이나 울혈에 대처하는 경우가 대부분입니다. 육모 치료를 만성질환에 비유하자면 '장기들의 기능 저하'입니다. 간장기능을 높이기 위해서는 위장기능을 조정(調整)하는 등 우선 다른 부위의 개선이 필요한 경우도 있습니다.

인터넷에서도 온통 효과의 매력에 대해서만 선전하며 사용법도 제대로 알려 주지 않기 때문에 제품을 구매해도 효과가 나타나지 않는다는 사례가 많은 것입니다. 낫지 않는다고 해서 이 제품은 안 된다고 포기하기 전에, 다시 한 번 제품이 듣지 않는 원인에 해당하는 점은 없는지 검토해 봅시다.

좋은 보조식품, 나쁜 보조식품

육모를 위해 보조식품을 판매하거나 구매하는 행위에는 그다지 찬성하지 않습니다. 육모에 직접적인 효과가 있는 성분은 없음에도 불구하고 '이것을 섭취하면 머리카락이 난다'는 식의 과장된 보조식품이 육모에 좋다며 판매되고 있는데, 이들 제품의 대부분에는 억지나 소설 같은 이론들이 많습니다.

사람들이 탈모를 개선하고자 돈을 아껴 가며 보조식품을 구매해 먹고 있을 것을 생각하면 마음이 아픕니다. 그러나 몸의 기·혈·수의 작용이 흐트러지면서 건강이 나빠져 기운이 없는 사람이나 머리카락을 회복시키는 힘이 부족한 사람에게는 육모를 위한 보조식품으로서가 아닌, 기·혈·수의 균형을 도와 원기회복을 위한 보조식품이 필요한 경우도 있습니다.

모발은 몸과 마음의 영향으로 성장하므로, 몸과 마음에 여유가 없는 상태가 되면 생명유지에 지장이 없는 모발의 영양공급이 먼저 차단되면서, 모발이 가늘어지고 숱이 없어집니다. 이 때문에 몸의 상태를 개선하고 몸의 여력을 만들기 위해서는 음식으로는 섭취할 수 없는 영양분을 보조식품으로 섭취할 필요가 있습니다.

원기와 건강은 다릅니다. 몸은 건강하지만, 원기가 부족한 사람은 몸과 마음에 여유가 없어 쉽게 피로를 느끼며 건강한 털을 만들 여력이 없는 상태입니다. 다시 말해, 직접 모발에 좋은 보조식품은 없으며, 원기회복을 돕기 위한 보조식품이 필요한 사람이 많으므로 적절한 섭취로 내적 요인을 개선하면 몸도 모발도 건강해집니다.

보조식품을 똑똑하게 고르는 법

유감스럽게도 사회불안, 취직난, 인간관계, 스트레스 등으로 자살하는 사람과 우울증 경향을 보이는 사람이 늘어나고 있으며, 건강하긴 하지만 원기가 없는 사람도 늘어나고 있습니다. 원기가 부족하면 열정과 의욕, 집중력, 지속력, 기억력, 순발력 등이 저하될 뿐만 아니라, 비관적·부정적인 생각, 친화력 결여, 말수가 적어지고, 어두운 표정, 칙칙한 피부, 피로감, 무책임, 성욕감퇴, 발기부전 등 넓은 범위에 걸쳐 그 영향이 나타납니다.

이렇듯 원기가 부족한 상태는 타인보다 스트레스를 강하게 느끼는 체질이 되어, 탈모가 되거나 치료를 해도 잘 낫지 않는 상황을 초래합니다. 그런 사람에게는 상담을 통해 건강과 원기와의 관계와 원기가 생활하는 데 있어 얼마나 중요한지를 설명하며, 원기부족 상태를 타파하기 위한 보조식품을 소개하고 있습니다.

동양의학에서는 '건강은 기·혈·수의 세 가지 요인이 지키고 있다'고 하여, 이 세 가지의 균형이 깨지면 원기가 부족해져 질환이 나타난다고 합니다. 따라서 원기 있고 건강한 몸과 마음을 만들어야 합니다. 그래야만 사회에 적응하고 생존경쟁에서도 이길 수 있는 활력을 얻을 수 있습니다.

기력을 증진하고 혈액이 말단 부분까지 순환하여 타액이 부드럽게 흐를 수 있는 몸이 되어야, 스트레스에 강하고 적극적이며 활동적이고 생기 있는 표정이 되며, 마음에도 여력이 생기게 됩니다.

육모에 실패하는 사람과 성공하는 사람

40년이나 육모에 관련된 직종에 종사하며 상담을 하다 보면, 육모에 실패하기 쉬운 사람과 성공하기 쉬운 사람이 있다는 것을 통감하게 됩니다.

상담은 진검승부로 진행되기 때문에 상담에 너무 기력을 쏟은 나머지 집으로 돌아가서는 몸이 후들거리고 한기를 느껴 드러누울 정도로 심하게 기력을 소비하는 경우도 있습니다. 내담자와 상담자는 마음을 모아 가능한 낫는 방향으로 진행하고자 하지만, 각자 생각이 다르므로 어려움도 따릅니다.

다음과 같은 사람은 육모에 실패하기 쉬운 사람이라고 말할 수 있습니다.

- 의심이 많은 사람, 상담사의 말을 믿지 않고 듣지 않는 사람
- 자신 취향대로 제품을 선택하는 사람, 좋고 싫음이 많은 사람
- 포기가 빠른 사람, 기복이 심한 사람, 거짓이 많은 사람
- 제품의 내용이나 성분에 까다로운 사람, 핑계가 많은 사람

때로는 전문가 이상으로 성분이나 약효에 상세한 사람도 있지만,

그것은 머릿속의 이론이나 실험실의 데이터에 따른 이론일 뿐, 임상효과와 같은 실제 노화된 두피에서 얻은 효과나 정보와는 크게 다릅니다. 이러한 사람들 대부분 자신이 알고 있는 것을 강하게 믿고, 이 육모제와 이런 치료로는 낫지 않는다며 현재 받고 있는 치료를 거부하거나 제품을 쉽게 바꾸어 버립니다.

이에 반해 상담사의 조언을 잘 따르고 꾸준히 연락을 주고받으며 치료를 지속한 사람은 반드시 육모에 성공할 수 있습니다.

탈모의 직업적 요인

생활 환경과 직업에 따라 탈모가 될 확률과 개선될 확률도 달라집니다. 저는 상담할 때 직업이나 그 사람이 하는 일의 내용을 듣고, 그에 적합한 치료를 조정하거나 주의사항을 추가합니다.

[의자에 장시간 앉아 컴퓨터를 사용하는 직업] '이코노미클라스 증후군'이라고 하여, 비행기에 장시간 앉아 있음으로 인해 생기는 증상(혈액이 끈적끈적한 혈전을 만들어 생기는 여러 가지 증상)으로, 이런 증상은 장시간 의자에 앉아 컴퓨터를 사용하는 사람에게도 일어날 수 있으며 혈류가 억제되어 기·혈·수의 균형에 영향을 미치고 있습니다.

[간호사, 영업 등] 생명에 관계되는 직업이나 정신적으로 스트레스가 많고 야근 등 생활이 불규칙한 직업 등 일에 쫓기는 영업직은 마음이 편할 여유가 없어 식습관이나 기·혈·수의 균형을 유지하기 어렵고 탈모가 되기 쉬운 직종이라 할 수 있습니다.

[수동적이고 무기력한 인생을 보내고 있는 사람, 생활에 질서가 없는 사람]

즐겁게 적극적으로 일하는 것이 아니라, 생활을 위해, 또는 먹고살기 위해 할 수 없이 일한다고 생각하는 사람, 무기력한 인생을 사는 사람은 탈모가 되기 쉽고 좀처럼 낫기도 어렵습니다.

또한, 생활에 질서가 없고 밤샘, 흡연, 음주, 잦은 외식, 편식 등도 육모 환경을 나쁘게 합니다.

모발을 회복시키는 식습관

머리카락을 빠지게 하는 식습관은 있지만, 머리카락을 회복시키는 식습관이나 음식은 없습니다. 옛날부터 "고기를 먹으면 명이 짧다.", "여름에 덥다고 밀가루 음식만 먹으면 머리카락이 빠진다.", "이것을 먹고 머리카락이 까매졌다."고 하는 등 음식이나 생약에 대해 여러 속설이 전해지고 있지만, 확실하게 이렇다 할 식사나 식품은 없다고 생각하는 편이 좋습니다.

단지, 균형 잡힌 식사는 건강과 원기뿐만 아니라 머리카락 건강에도 중요합니다. 몸과 마음이 건강하면 건강한 머리카락이 자라는 데 도움이 되기 때문입니다. 그리하여 오색(五色)·오미(五味)·오법(五法)이라 하여, 다양한 색과 다양한 맛의 재료를 다양한 방법으로 균형 있게 섭취할 것을 강조하고 있습니다.

25세 정도까지는 어떤 음식을 먹어도 균형도 쉽게 깨지지 않고 복원력도 있지만, 면역과 호르몬이 저하되기 시작하는 35세부터는 주의해야 합니다. 현대 생활양식에서는 규칙적인 식사와 9시 이후의 식사는 피해야 한다고 하지만, 이를 실천하기란 쉽지 않습니다.

이 때문에 가능한 과식이나 편식은 하지 않도록 하고, 고기를 먹을 때는 반드시 채소를 함께 먹는 등 균형 잡힌 식습관으로 건강을 유지하도록 해야 합니다. 또한, 몸을 차게 하지 않을 것(몸을 차게 하는 음식이나 찬 음료도 주의)과 단것, 짠 것, 기름진 것, 육식, 자극적인 것 등의 과다섭취는 주의하시기 바랍니다.

머리카락을 자라게 하는 모세혈관

아래 그림처럼 머리카락을 자라게 하는 혈관은 머리카락 굵기의 10분의 1도 채 안 되게 가늘며, 가벼운 스트레스와 긴장으로도 혈관이 쉽게 수축하고 혈류가 억제됩니다. 또한, 혈관은 혈액 상태에 따라 쉽게 영향을 받는데, 혈액이 끈적끈적한 상태라면 흐름이

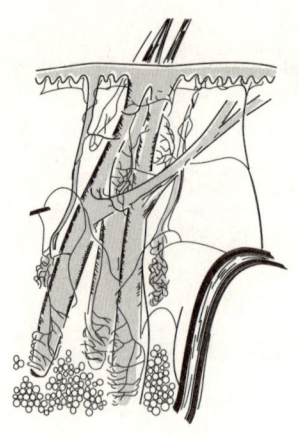

막히고 말초 순환도 악화되어 혈관의 탄력이 저하되면서 결국 혈액 순환이 나빠집니다.

모발은 그물망 같은 아주 가느다란 혈관으로부터 영양이나 산소를 공급받고 있으며, 근육과 혈관의 유연성에 따라 흐르고 있습니다. 그러므로 혈관이 딱딱해지는 노화에 의해서도 육모

에 영향이 나타나는 등 두피 환경은 섬세하고 복잡한 균형으로 이루어져 있습니다. 이 때문에 두피의 긴장을 완화하고 부드럽게 유지하며, 혈관이 좁아지지 않고 혈류를 원활하게 할 수 있는 두피 마사지가 필요한 것입니다.

알레르기 행진곡

아래 그림과 같이 유아기 때는 아토피성 피부염을 시작으로 다음에는 천식, 그 후에는 피부병, 비염, 화분증, 감기에 쉽게 걸리고, 피부가 거칠어지고, 햇볕에 잘 타고, 노인성 가려움증 등 사람이 태어나서 성인이 될 때까지 끊임없이 알레르기가 진행되는 것을 '알레르기 행진곡'이라고 합니다.

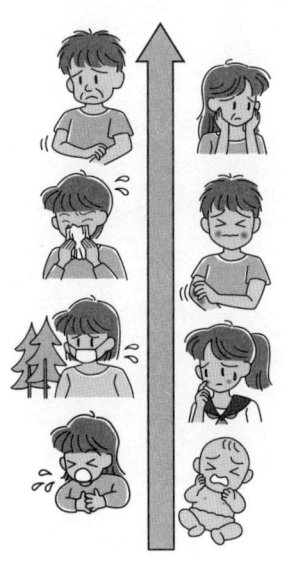

알레르기 체질의 특성인 약한 저항력과 피부의 특이성으로, 이런 사람은 탈모가 되기 쉽고 또, 쉽게 낫지도 않는 것이 특징이라고 할 수 있습니다. 따라서 당신이 알레르기 체질이라면 탈모가 되지 않도록 신경 써야 합니다.

우선 자신의 체질에 맞는 샴푸를 고르고 샴푸 법에 주의해야 하며, 탈모가 될 가능성이 높은 컨디셔너와 헤어케어 제품을 사용하지 않도록 지켜 나간다면, 탈모는 반드시 예방할 수 있습니다. 여성의 경우, 염색을 한다면 이오너스 효리워터 음이온조정액 RST 염색 시스템으로 하고 체질에 맞는 화장품을 선택하여 체질에 맞게 피부 손질을 할 것을 추천합니다.

PART 3

우선은
전신체크를

– 신호를 놓치지 말 것!

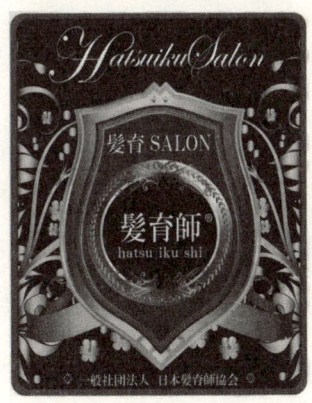

개선의 비결, 사소한 징후를 알아차린다

치과에서 X-레이를 찍으면, "이 치아는 안에 금이 갔고 이 치아도……."라며 사진을 보여 줍니다. 충치는 한 개뿐이고 나머지는 건강한 치아라고 알고 있었는데, 여러 개의 충치가 있다는 것을 알고 깜짝 놀랄 때가 있습니다.

탈모도 그와 마찬가지로 본인은 대부분 아무것도 느끼지 못했지만 이미 작은 신호들이 나타나 있으며, 그때의 모공 속은 이미 '진행 2' 정도가 되어 있습니다. 머리에 힘이 없어졌거나 볼륨이 없어지는 등 본인이 느낄 수 있는 증상이 나타나기 시작하면, 탈모는 이미 '진행 3' 정도라고 생각하면 됩니다. 육모는 그런 작은 신호를 알아차리고 바로 예방치료를 시작하면 진행을 막을 수 있으며, 여성의 경우에는 샴푸를 두피용 샴푸로 바꿔 신경 써서 감는 것만으로도 예방·개선할 수 있습니다.

발육사 두피클리닉센터에서 공부하는 미용사들은 자신의 미용실을 방문하는 손님들의 두피와 모발에 어렴풋이 나타난 탈모 신호를 알아차리고, 예방차원의 치료를 병행하여 많은 호평을 받고 있으며 입소문이 퍼져 멀리서부터 찾아오는 손님이 많다고 합니다.

탈모라고 확실하게 알고 나서 시작하는 치료와, 작은 징후의 단계에서 미리 알고 예방하는 것과는 그에 들이는 비용과 노력 면에서 열 배나 차이가 납니다. 모발과 두피에 나타난 탈모 신호에 대해 읽어 보시고 그런 신호를 놓치지 않도록 거울을 보면서 꼼꼼히 살펴보시기 바랍니다.

머리카락과 두피에 나타난 탈모 신호

탈모를 예방하거나 회복시키기 위해서는 '탈모 신호'를 알아차리는 것이 중요합니다. 예방단계에서 치료하기 위해 자신의 머리카락과 두피에 다음과 같은 징후가 나타나 있지는 않은지 살펴봅시다.

- [ ] 머리카락이 얇아졌다.
- [ ] 머리카락이 쉽게 상한다.
- [ ] 잠을 자도 머리카락이 헝클어지지 않는다.
- [ ] 머리카락 웨이브가 약해졌거나 웨이브가 강해졌다.
- [ ] 머리 색깔이 미묘하게 변하고 있다.
- [ ] 머리가 잘 자라지 않고 특히 잘 자라지 않는 부위가 있다.
- [ ] 두피가 빨갛거나 불그스름하다.
- [ ] 두피에 윤기가 없다.
- [ ] 최근 두피에 기름기가 많다.
- [ ] 비듬이 눈에 띈다.
- [ ] 베개나 시트에 빠진 머리카락이 눈에 띈다.
- [ ] 지루성 두피, 건선두피, 가려움이 있다.

자신의 체질과 특이성을 알아 둔다

우리 몸은 이물질(세균 등)을 체내로 침입시키지 않는 구조, 침입한 이물질을 배제하는 구조로 되어 있습니다. 하지만 그러한 방어력이 약한 체질이 있어, 다른 사람이 아무렇지 않게 사용하는 화장품이 본인에게는 맞지 않거나 특정한 약제에 특이적인 반응을 보여 발진이나 염증으로 심하게 나타나는 경우도 있습니다. 이때, 바로 사용을 중단하면 대처할 수 있지만, 눈치를 채지 못할 정도로 천천히 진행되는 증상이라면 막을 방법이 매우 어렵습니다.

샴푸와 같은 세정제 역시 감촉이 좋다는 이유로 위화감 없이 일상적으로 사용하고 있는 제품 중에도 천천히 피부나 두피 환경을 저하해 악화시키는 것들이 있습니다. 이러한 제품들을 사용하게 되면 머지않아 피부가 거칠어지거나 머리카락이 가늘어지는 징후가 나타나게 될 것입니다.

인터넷이나 책을 통해 접할 수 있는 정보는 일반적인 정보이거나 지식일 뿐입니다. 본인이 특이체질이라고 생각되는 사람은 피부나 두피에 더욱 신경 써야 합니다.

"방어력이 약하고, 환경 변화에 약하고, 산화를 억제하는 힘이 약하고, 회복력이 약하다."

이런 체질은 선천적인 경우와 후천적인 경우가 있으며, 자신의 특이성에 대해 확실히 알고 자신에게 맞는 제품을 선택해야 하며, 사용법 또한 주의가 필요합니다. "피부에 순하다", "식물성", "○○ 무첨가" 등으로 선택할 것이 아니라, 가능하면 전문 상담사나 전문치료사로부터 피부와 두피 상태를 점검받고 조언을 구하는 것이 좋습니다.

이러한 머리카락이 눈에 띄면 위험하다

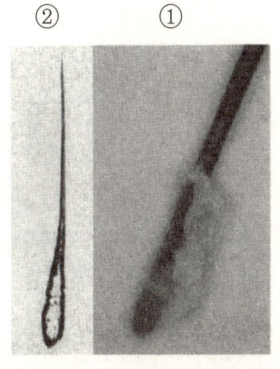

머리카락이 많이 빠진다거나 샴푸 할 때마다 백 개 이상 빠진다며 심각하게 고민하는 사람이 많습니다.

하지만 체질에 따라 머리카락이 많이 빠지는 사람도 있으며, 그 수가 많다고 해서 일률적으로 치료가 필요하다고 생각하거나 샴푸 하는 것을 겁낼 필요는 없습니다. 오히려 어떤 털이 빠지고 있는지를 관찰할 필요가 있습니다.

우선 신속한 치료를 해야 하는 털은 왼쪽 2종류(원형탈모증으로 빠지는 털은 제외)입니다.

①은 내모근초(內毛根鞘: 모발을 보호)의 부전각화(不全角化: 아직 각질이 떨어져 나가지 않은 상태)가 된 모발로, 모발을 보호하고 있는 내모근초가 부전각화된 상태에서 벗겨져 모공의 내부가 거칠어진 상태입니다.

그리고 ②는 단소모(短小毛)로, 머리털의 수명은 남성이 4년 여성은 6년 정도지만, 육모 환경이 나빠지면 수명이 급격히 짧아져 결국 1년이 채 되기도 전에 노화되어 빠져 버립니다.

머리카락은 한 달에 1센티씩 자라는데, 빠지는 머리카락 중에 7센티 미만으로, 모근이 남아 있고 끝이 뾰족한 짧은 머리카락이 눈에 띈다면 신속하고 본격적인 치료가 필요합니다. 이런 단소모는 새로 나올 때 '솜털' 상태의 머리카락으로 자라며, 치료한다고 해도 원래의 경모로는 자라지 않고 결국 모공만 남게 될 가능성이 높은 털입니다.

모공 하나에 여러 개의 머리카락이 나고 있습니까?

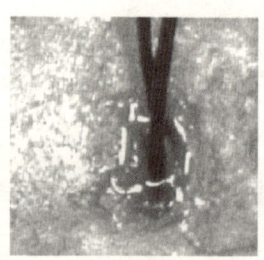

젊은 사람들은 왼쪽 사진처럼 모공 하나에 머리카락이 몇 개씩 나는 것이 보통이지만, 나이가 들거나 혹은 노화가 시작되면 한쪽 머리카락이 가늘어지면서 결국 한 개밖에 자라지 않으며, 어느 순간 남은 한 개마저도 가늘어져 이윽고 솜털이 됩니다.

머리카락이 가늘어짐과 동시에 깊고 넓었던 모공도 점점 얕고 좁아지며 수축해 갑니다. 그 비율이나 굵기의 정도, 모공의 상태로 노화의 진행 정도를 측정하여 치료를 계획하게 되는데, 거울로만 봐서는 이런 노화는 발견할 수 없으므로 아직 머리카락이 많은 줄 착각하여 그만 방심하게 됩니다.

머리카락이 가늘어졌거나, 머리카락이 전에 비해 부드러워졌다거나 볼륨이 줄었다고 느꼈을 때, 즉시 샴푸를 두피용으로 바꿔 올바른 방법으로 감는 것만으로도 충분히 예방할 수 있습니다(특히 여성의 경우). 나이가 들어도 숱이 많고 풍성한 머리를 유지하고 싶은 것이 우리 모두의 바람입니다. 그것을 실행하기 위해서는 이런 사소한 신호를 알아차려 신속하게 예방해야만 합니다.

같은 나이라도 머리숱이 적고 윤기가 없는 사람과 숱이 많고 머릿결이 좋은 사람과는 인상에서도 큰 차이가 나타납니다. 머리숱이 많으면 훨씬 젊고 건강해 보이며, 주변 사람들로부터 부러움을 살 것입니다.

탈모를 회복하기 위해서는 몸을 치료해야 한다

머리카락이 많이 빠지면 탈모를 멈추게 하는 치료나 제품을 찾게 되고, 탈모가 고민되면 머리카락을 자라게 하는 샴푸나 육모제를 찾게 됩니다.

하지만 그러한 방법만으로는 결코 좋아질 수 없습니다. 탈모는 멈추었지만, 이미 산화되고 노화한 두피는 그대로 남아 있으므로 결국 탈모의 다양한 원인을 해결하지 못하면 개선될 수 없는 것입니다.

머리카락은 두피의 일부이고, 두피는 머리의 일부이며, 머리는 몸의 일부입니다. 탈모가 되는 것은 머리카락 끝 부분까지 성장시킬 몸의 여력이 없어졌거나, 영양과 산소를 공급하는 혈액과 그것들을 운반하는 혈관에 문제가 있는 등의 경우이므로, 신체의 전반적인 요인을 고려한 치료를 계획할 필요가 있습니다.

탈모를 멈추게 하기 위한 국소적인 치료를 한다고 해도 개선되지 않는 경우가 많으므로, 탈모를 개선하기 위해서는 몸 전체를 점검하여 외적 요인만이 아닌 내적 요인의 치료도 병행하는 것이 좋습니다. 좀 더 구체적으로 말하면 '생활배경'도 고려해야 한다는 말입니다.

같은 증상이라도, 오랜 시간 의자에 앉아 일하는 사람과 몸을 많이 움직이며 일을 하는 사람은 서로 치료방법이 다르고, 수족냉증이 있는 사람과 몸에 열이 많은 사람 또한 치료방법이 달라집니다. 그 밖에 나이, 건강상태, 기능 저하가 있는 사람 등 사람마다 증상이 다양하므로, 어떠한 특정 증상만을 가지고 일률적으로 탈모라고 단정 지어 일반적인 치료를 한다면 좀처럼 개선될 수 없습니다.

여성 탈모 주의신호

머리가 긴 여성은 신경 써서 머리를 감거나 머리를 만지는 기회가 많아 모발에 나타나는 미세한 탈모 신호를 알아차리기 쉬울지도 모릅니다. 민감한 사람은 샴푸 할 때 손끝으로 전달되는 모발의 저항력으로 모발이 약해졌거나 회복되고 있는지를 안다고 합니다.

그럼 거울을 보고 다음 사항들을 체크하여 머리에 나타난 탈모 신호와 탈모의 정도를 점검해 봅시다.

- [ ] 두피에 가까운 곳에서부터 머리에 윤기가 없고 손상되어 있으며 염색이 빨리 퇴색되는 부위가 있다.
- [ ] 모발 색이 미묘하게 다른 부위, 유난히 색이 옅거나 희끗거리고 적색을 띠는 모발이 있다.
- [ ] 탄력이 없고 볼륨이 약해졌다.
- [ ] 모발 건조시간이 빠르고 뻗치거나 심하게 곱슬거린다.
- [ ] 모발에 이상한 웨이브가 생기고 웨이브가 강해졌다.

- [ ] 가르마가 넓어졌다.
- [ ] 흰머리가 늘어났다.
- [ ] 이마 부위 머리카락의 성장 속도가 느리다.

이들 신호는 처음에는 부분적으로 나타나다가 나중에는 전체적으로 넓어집니다. 이런 신호가 많을수록 탈모가 진행되고 있으며, 회복하기에는 오랜 시간이 걸립니다.

두피에 나타나는 탈모 신호

머리카락은 두피로부터 나오기 때문에 두피를 관찰하는 것으로 탈모를 예방단계에서 발견하여 개선할 수 있습니다. 우선 양쪽 귀를 두 손으로 감싼 후 두피를 위로 천천히 끌어당겨 보아 두피가 움직이는지, 정수리 부분이나 이마 부분의 두피를 살짝 눌러보아 어느 쪽의 뼈에 살이 없고 딱딱한 느낌이 드는지를 살펴보고, 다음 항목을 체크하여 봅시다.

- [ ] 두피가 딱딱하여 잘 움직이지 않고 말라서 탄력이 없고 두골에 닿는 느낌이 든다.
- [ ] 밤에 샴푸 해도 아침에는 피지가 많다.
- [ ] 두피에 염증이 있고 붉으며 상기, 상열하한(上熱下寒)의 증상이 있다.
- [ ] 두피 색이 윤기 없이 희거나 푸른색이 강하고 빈혈기가 있다.
- [ ] 미간이 붉고 번들거린다.
- [ ] 이마 언저리의 머리카락이 자라는 속도가 더디거나 자라지 않는다.

☐ 두피가 가렵고 비듬이 있다.

☐ 두피가 아프고 따끔따끔하다.

☐ 뽀루지가 있거나 가끔 생긴다.

☐ 어깨와 뒷목이 결리고 견비통이 있다.

이렇게 많은 탈모 요인

다음은 탈모의 주된 원인을 나열한 것으로, 이러한 원인을 파악하고 줄이는 것이 탈모 개선에서 가장 중요합니다

- 가족력, 유적인 요인(요인의 한 가지에 지나지 않는다)
- 샴푸, 컨디셔너, 헤어케어 제품(특히 계면활성제가 배합된 제품)
- 파마, 탈색, 염색(머리를 물들이는 행위 전반)
- 잘못된 치료, 과잉치료
- 잘못된 샴푸 법과 트리트먼트 법, 머릿결이 좋아 보이는 시술, 빗질
- 냉증(체질적 요인, 몸을 차게 하는 음식과 음료), 복장, 냉방
- 짠 음식, 자극적인 음식, 기름진 음식, 단 음식과 음료의 과잉 섭취(혈관이나 내장에 부담)
- 수면부족, 신체 리듬에 맞지 않는 수면
- 자외선, 해수욕, 더위, 습기(열이 차기 쉬운 환경)
- 보정속옷을 포함 몸을 조이는 의복
- 장시간 의자에 앉아 하는 직업, 땀을 많이 흘리는 직업

- 인간관계, 만성 스트레스
- 당뇨병과 같은 생활습관병, 위 기능과 순환기계, 호흡기계의 기능 저하

탈모 원인의 무수한 조화

　탈모의 원인은 적어도 6가지 이상이 서로 복합적으로 발견·진행되고 있습니다. 원인이 많다는 것은 치료법도 그만큼 많다는 것입니다.

　중요한 것은 인터넷으로 잘못된 육모 정보나 제품을 찾아 자기만의 방법으로 치료하는 사람들이 많은데, 이것이 오히려 탈모 치료를 더 어렵게 하거나 좀처럼 개선되지 않는 요인이 되는 것입니다. 따라서 확실한 탈모 치료를 원한다면, 체계적인 교육을 받은 전문 상담사나 전문치료사에게 조언을 받아 우선 그 원인부터 파악하고 적절한 치료계획을 세워 치료할 것을 권장합니다.

　탈모 개선을 위해 본인의 체질 및 피부 특징, 생활배경 등을 고려한 탈모의 증상과 진행 정도를 체크하여 그에 맞는 제품의 올바른 사용법 및 양생법 등 필요한 정보와 조언을 받은 후에 그것을 꾸준히 실행했을 때 비로소 좋은 결과가 나타나는 것입니다. 즉, 탈모 치료는 반드시 상담을 받은 후 치료 방법을 계획할 필요가 있습니다.

　그러나 요즘은 탈모 치료가 까다롭고 복잡하다는 핑계로 체계적인 공부를 하지 않고 오로지 돈벌이를 목적으로 허위정보를 동원하여

제품이나 기구를 파는 등 자신을 전문가라고 과장하며 육모살롱(두피 관리실)을 운영하는 사람이 많다는 것은 매우 유감스럽게 생각하고 있습니다.

육모에 있어 명심해야 할 기(氣)·혈(血)·수(水)

1. 탈모를 빨리 낫고 싶은 마음은 잠시 접어두고 이번 기회에 앞으로 남은 인생 자신 있게 살아가기 위해 더욱 중요한 것을 공부해 둘 필요가 있습니다.

 유전적으로 탈모가 되기 쉬운 체질을 가진 사람도 있습니다. 이런 체질을 가진 사람이 다음 사항을 이해하는 것만으로 앞으로 인생이 달라질 수 있습니다.

① **혈류순환이 원활하지 못한 사람**

 혈류순환이 원활하지 못한 사람 대부분 성격이 섬세하고 작은 스트레스만으로도 혈관이 수축하거나 만성적인 경련이 일어나는 경우가 있습니다. 이러한 체질이나 성향을 약 등을 이용하여 무리하게 바꾸려 한다거나 그러한 생각 자체가 스트레스가 되는 경향이 있습니다. 이 때문에 본인이 스트레스를 잘 받는 체질이라고 생각되면, 스트레스를 해소하는 방법을 찾아 빨리 회복하도록 노력해야 합니다.

② **원형탈모증이 자주 생겨 의욕이 꺾이고 포기하고 싶은 사람**

 원형탈모증이 자주 생겨 의욕이 꺾이고 포기하고 싶은 마음에 인생을 자신 없게 살아가는 사람이 있다면, 이유 없이 불안해하지 말고 증상이 나타나려 할 때의 예방법과 나타났을 때의 회피법이나 회복법을 상담을 통해 이해하고 배워야 합니다.

동양의학에서 말하는 우리 몸의 기본이라고 할 수 있는 '기·혈·수'를 이해하고, 몸의 균형이 어디서 깨졌는지, 기·혈·수 중 그 원인이 어디에 있는지에 따라 치료법도 달라집니다.

2. 근기(根氣), 약기(弱氣), 낙담, 의욕, 진심, 피로 등과 같이 우리는 기(氣)에 의해 움직이고 활동하고 있으며, 대기(大氣)를 호흡하여 산소를 받아들이고, 음식의 기를 받아들여 원기(元氣)를 만들어 내고 있습니다. 이 영양과 원기는 생명유지를 하는 데 중요한 기관에 먼저 배분되기 때문에, 원기가 부족하게 되면 모발 같은 생명유지에 중요하지 않은 기관에 가장 먼저 공급이 차단되면서 결핍상태에 이릅니다.

원기부족, 즉 기·혈·수 중에서 기 부족은 혈이나 수에도 영향을 주기 때문에 몸 상태가 나빠지고 결국 병에 걸리게 된다고 합니다. 이 기·혈·수의 세 가지 균형이 깨지면 의욕이나 근기가 부족하게 되고, 또 원기가 없어지면 가장 먼저 머리에 영향이 나타납니다. 이 때문에 탈모를 개선하기 위해서는 기·혈·수를 잘 다스려 원기부족을 해소할 필요가 있습니다.

탈모로 인해 소심해지거나 우울증이 생긴 사람 있는데, 이런 상태에서는 탈모를 치료한다고 해도 실패할 확률이 높습니다. 저는 내담자 중에 이 세 가지 균형이 깨진 사람에게는 그 중요성에 대해 자세히 설명하고 개선방법을 조언해 드리고 있습니다.

몸은 건강하지만, 원기가 부족한 사람이 늘어나고 있습니다. 육모를 위해서뿐만 아니라 인생을 좀 더 적극적이고 활달하게 살아가기 위해 반드시 원기를 충전하시기 바랍니다.

오행상생극(五行相生剋)과 탈모와의 관계

탈모에 직접적으로 효과 있는 보조식품은 없지만, 몸의 균형이 깨져 탈모가 되거나 치료를 해도 좀처럼 낫지 않는 경우에는 보조식품이 필요합니다.

'오장육부'라는 말이 있습니다. 심장, 위장, 폐, 신장, 간장의 오장은 서로 돕고 억제하며 균형을 유지하여 우리의 건강을 지켜 주지만, 특히 모발에 많은 영향을 주는 신장기능이 저하되면 머리카락도 많이 빠지고 치료해도 좀처럼 낫지 않는 경우가 많습니다. 이 때문에 육모에 관련된 보조식품에는 신장 기능에 관계되는 것이 많은데, 톱야자 같은 과일이 그에 해당합니다.

신장은 우리 몸의 수(水)를 담당하고 있으므로, 상담자의 얼굴이 칙칙하고 부어 있거나 냉증으로 인한 증상이 나타났을 경우에는 육모를 위해 '신장을 건강하게' 하는 치료와 양생법을 권하고 있습니다. 또한, 신장은 '정력을 저장'하는 장기이기도 하므로 원기(정력)가

저하되거나 떨어지는 증상이 탈모와 함께 나타나는 경우가 있으며, 반대로 정력이 너무 강해도 탈모가 됩니다(신허 · 腎虛, 신장 · 腎張).

신장을 돕는 장기는 폐이며, 억제하는 것이 위장(상극)에 해당하므로 그런 징후를 보이는 사람에게는 '원기 유지'를 위한 양생법의 설명을 통해 이해를 돕고 있습니다. 사람들은 각자 타고난 선천적인 체질과 약점이 있으므로, 그것을 보완하며 생활해 가는 방법을 숙지하여 단지 탈모를 회복시키는 치료만이 아닌 원기가 생겨 자연스레 탈모가 개선되는 몸을 만드는 것을 목표로 해야 합니다.

유전이라고 포기하지 마세요

유전이라 어쩔 수 없다며 탈모 치료를 포기하는 사람들이 있습니다. 그러한 사람을 가만히 살펴보면, 본심은 결코 포기가 아니라 탈모를 치료하고 싶은 마음이 더욱 간절하다는 것을 느낄 수 있었습니다. 이러한 분들은 다음 사항을 곰곰이 생각해 보시기 바랍니다.

- 탈모는 만성적인 증상으로 원인은 최하 6가지 이상이 서로 복잡하게 얽혀 진행되고 있으며, 개개인에 따라 그 원인도 다릅니다(유전도 그 원인 중의 하나에 불과하다).
- 유전은 100%가 아닐뿐더러(65% 이하) 반드시 생기는 것이 아니라 육모 환경이 나빠졌을 때 나타나는 것이므로 나쁜 환경을 만들지 않으면 됩니다.

단, 유전은 강력한 원인이기도 하므로 평소에 예방을 염두에 두어 좋은 환경을 만들어야 하며 미리 예방치료를 하여 탈모가 될 만한 마이너스 요인을 만들지 않아야 합니다.
- 두피용 샴푸를 사용하고 자신에게 맞는 샴푸 법과 횟수를 숙지해야 합니다.
- 린스나 트리트먼트, 컨디셔너, 스타일링 제품은 가능한 사용하지 않습니다.

이 두 가지만 지켜도 탈모가 되지 않게 할 수 있습니다. 특히 샴푸법은 치료전문가의 지도하에 실습을 통해 숙지하도록 합시다.

두피의 혈관과 모근을 둘러싼 혈관

왼쪽 그림과 같이 두피를 타고 흐르는 혈관은, 정수리 쪽으로 갈수록 좁아져 두피와 모공이 긴장하거나 스트레스를 받으면 바로 흐름이 나빠집니다.

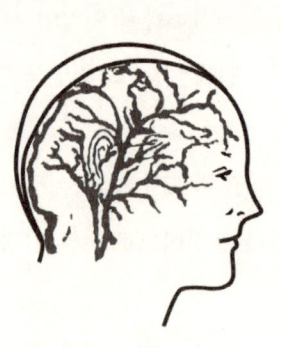 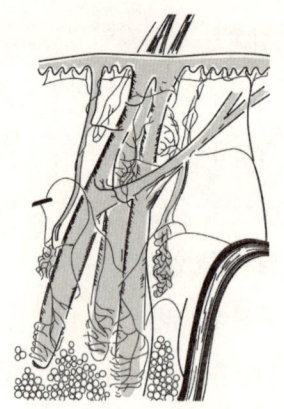

또한, 오른쪽 그림과 같이 모근을 둘러싼 혈관은 머리카락 굵기의 10분의 1도 채 되지 않을 만큼 가는 혈관으로부터 영양과 산소를 공급받고 있으며, 두피와 모공의 긴장뿐만 아니라 혈액과 혈관의 질이 나빠짐으로 인해서도 흐름이 나빠지기 때문에, 혈류를 원활하게 하기 위한 안팎으로의 치료가 필요합니다.

모근을 성장시키는 혈액과 혈관

모근은 혈관의 그물망 안에서 성장하고 있으며, 그 모세혈관의 굵기는 머리카락의 10분의 1도 채 되지 않는 굵기로 가늘어서, 다음과 같은 환경이 되면 바로 흐름이 나빠지면서 영양부족으로 더욱 가늘어집니다.

- 질척질척한 피, 끈적끈적한 피.
- 혈관이 딱딱하고 흐름이 나쁘다(적혈구는 혈관보다 크기 때문에 탄력이 없다고 한다).
- 두피가 긴장되어 혈관을 압박한다.
- 빈혈, 허혈(혈류의 양이 적다.), 울혈, 다혈.
- 혈액이 흐르는 힘이 부족하다.

유감스럽게도 육모제의 혈류를 좋게 하는 작용은 지속성이 짧아 하루에 두 번 발랐다 하더라도 총 3시간 정도밖에 효과를 지속할 수 없습니다. 이 때문에 육모제의 효과에만 의지하지 말고 두피 마사지도 병행해야 하며, 그 전에 혈액의 질을 개선하는 것도 생각해 보셔

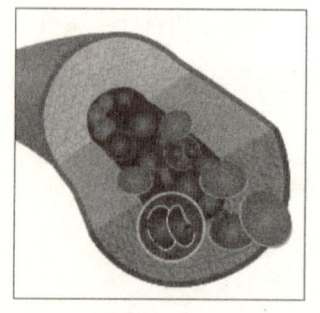
야 합니다.

  현대인들은 너무 과식하는 것이 문제입니다. 제 경우에는 헌혈을 권유하고 있는데, 헌혈을 한 사람으로부터 2~3일은 몸이 개운했다는 말을 듣습니다. 그만큼 깨끗하고 건강한 혈액이 많아졌다는 증거입니다.

혈관 수가 감소한다

  오른쪽 세 장의 그림은 머리카락의 노화를 나타내고 있으며, 왼쪽으로 갈수록 노화되어 모근을 둘러싼 혈관 수가 감소한 것을 알 수 있습니다. 혈류를 좋게 할 목적으로 육모제를 사용한다고 해도, 노화를 개선하고 혈관의 양을 늘리지 않는다면 육모제는 그다지 효과가 없다는 것을 이 그림을 통해 알 수 있습니다. 그러므로 혈관을 늘릴 수 있는 '기·혈·수 마사지'를 열심히 하시기 바랍니다.

  요약하자면,

- 털을 성장시키는 조직(혈관)의 회복
- 혈액의 질 개선
- 혈관의 질과 새로운 혈관 생성

  진행 정도나 증상에 따라서는 이 세 가지를 개선하지 않으면 탈모 회복이 어려워, 아무리 좋은 샴푸나 효과 높은 육모제를 사용한다

해도 개선될 수 없습니다. 자신에게 탈모가 되는 원인이 몇 가지가 있는지, 노화상태와 진행 정도를 검토하여 종합적인 치료를 계획할 필요가 있습니다.

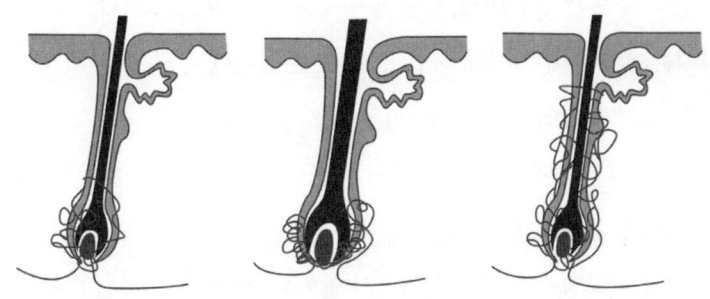

혈관이 약해졌다

탈모의 원인으로 혈관과 혈액의 질적인 문제도 검토해 보는 것이 좋겠습니다. 모근을 둘러싼 모세혈관은 머리카락보다 훨씬 가늘어서 혈액이 끈적거리거나 질척거리는 등 질이 안 좋은 상태가 되면 흐름이 나빠지고, 혈관이 딱딱해지거나 혈관 속이 좁아져도 흐름이 나빠집니다.

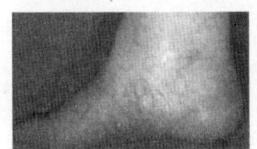

혈관 상태에 대한 하나의 판단 기준으로 왼쪽 사진에서 보이는 발 측면의 혈관을 예로 들 수 있으며, 그 밖의 부위라도 동맥과 정맥이 교차하는 부위의 상태를 관찰하는 것으로 혈관과 혈액의 상태를 추측할 수 있습니다. 두피를 50배로 확대해서 보면, 부어 있는

상태가 선명하게 드러나므로 염증이나 울혈, 침윤상태(浸潤狀態) 등을 알 수 있고, 기·혈·수의 흐름이 정체된 것을 볼 수 있습니다.

모처럼 육모제를 사용한다 해도 혈관이나 혈액의 질이 안 좋으면 흐름이 나빠지거나 반대로 혈관에 부담을 주기도 합니다. 두피 마사지를 천천히 부드럽게 하는 것은 이런 혈관에 부담을 줄여 상처를 주지 않기 위함이며, 얇은 두피의 혈관을 샴푸 할 때 손끝으로 지나치게 긁거나 강하게 마사지 하는 것은 약해진 혈관을 점점 더 약하게 만드는 것입니다.

특히, 당뇨병이 있거나 혈당치가 높거나 고지혈증, 고혈압이 있는 사람은 혈관에 많은 부담을 주게 되므로 강한 두피 마사지는 금물입니다. 부드럽게 마사지를 해도 충분한 효과를 얻을 수 있으므로 습관적으로 매일 하다 보면 좋은 효과를 볼 수 있습니다.

염증과 울혈

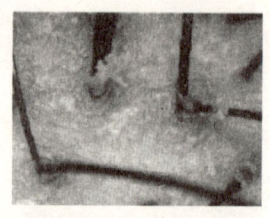

두피에 염증과 울혈이 있는 사람이 늘어나고 있습니다. 그 원인은 다양하지만, 염증이나 울혈로 인해 두피의 육모 환경이 악화하고 성장기를 단축해 머리카락 수명이 짧아지는 것은 확실합니다.

두피에 붉은 염증이 있다는 사람들은 염증의 상태에 따라 '붉은 기'의 정도가 미묘하게 다르므로 사진을 보내라고 하여 염증색에 따라 치료법을 바꾸기도 합니다. 분홍빛을 띤 붉은색, 선명한 붉은색, 자줏빛을 띤 붉은색, 검붉은색, 출혈에 가까운 붉은색, 윤기 없이 흰 두피, 황색 빛을 띤 두피 등 다양하며 각각 그 원인이나 진행 정도도 다릅니다.

염증 부위도 검토 할 필요가 있어 천재부위(淺在部位), 심재부위(深在部位), 모공 속 등 부위에 따라 치료법이나 치료에 걸리는 기간도 달라집니다. 한편, 두피 상태도 침윤상태, 각질이 두꺼운 상태, 부종, 주름진 상태 등 여러 가지가 있어 두피 색에 맞춰 두피 회복 치료를 계획하고 있습니다.

빨리 낫고 싶은 마음은 알겠지만, 개선을 위해서는 증상이 심할수록 순한 약제를 사용하고 가벼운 치료부터 시작해야 한다는 점을 이해하시기 바랍니다.

뾰루지가 생긴 탈모

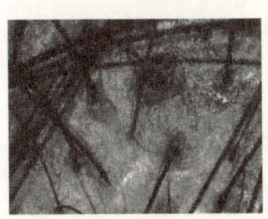

얼굴의 모공과는 달리 두피의 모공은 크기 때문에 피지가 막히는 일은 거의 없지만, 가끔 뾰루지가 생기는 사람이 적지 않습니다. 뾰루지의 성질과 상태에 따라 그 원인도 다양하지만, 결절 상태의 뾰루지는 기 · 혈 · 수가 정체되고 있음을 증명합니다.

뾰루지가 머리에만 나는지, 등이나 가슴에도 나는지에 따라 처방법이 다릅니다. 두피에 난 염증을 '지루성 습진'으로 한데 묶어 치료하는 경우도 있지만, 저 같은 경우는 두피염증과 지루성 습진을 별개의 증상으로 보고 치료하고 있습니다.

뾰루지나 염증, 지루성 습진에는 스테로이드가 사용되고 있는데, 염증은 낫는 것 같지만 계속 쓰는 것이 무섭고 탈모도 낫질 않는다며 불만을 토로하는 사람이 많습니다. 그런 사람에게는 스테로이드만큼의 즉효성은 없지만, 기·혈·수의 흐름을 부드럽게 하고 피를 맑게 하는 육모 치료를 함으로써 동시에 염증도 개선될 수 있습니다. 그리고 지루성의 경우에는 피지의 산화로 인한 염증을 방지할 수 있어 한 가지 치료로 다양한 효과를 볼 수 있도록 하고 있습니다.

효과 있는 두피 마사지

육모제를 아침과 저녁 두 번 바른다고 해도 혈류가 좋아지는 시간은 하루 중 약 세 시간 정도에 불과하므로 효과의 지속시간을 길게 하기 위해서는 육모제를 바른 뒤 반드시 두피 마사지를 하는 습관을 들여야 합니다.

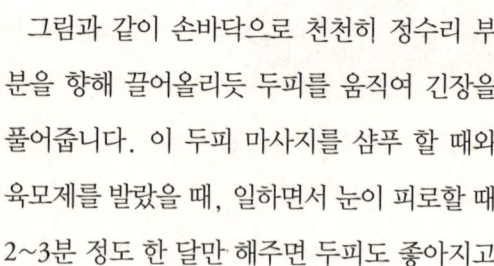

그림과 같이 손바닥으로 천천히 정수리 부분을 향해 끌어올리듯 두피를 움직여 긴장을 풀어줍니다. 이 두피 마사지를 샴푸 할 때와 육모제를 발랐을 때, 일하면서 눈이 피로할 때 2~3분 정도 한 달만 해주면 두피도 좋아지고

눈의 피로에도 좋습니다.

이 마사지는 정수리 끝까지 긴장을 풀어 주고 혈액의 흐름을 좋게 하는 것이 목적입니다. 단, 조심할 것은 얇은 두피와 모근을 둘러싼 모세혈관은 가늘고 상처받기 쉬우므로 빗질을 거칠게 하거나 머리를 감을 때 세게 비비지 말아야 합니다. 심장박동과 같은 리듬으로 두피를 천천히 끌어올려 긴장을 완화하는 마사지를 하면 좋습니다.

기·혈·수 마사지

내담자의 외모와 피부색, 목소리로부터 탈모의 원인이 어깨 결림이나 긴장이라고 생각될 경우에는, 두피 마사지뿐만 아니라 몸의 기·혈·수의 균형을 맞추는 마사지를 시행합니다. 예를 들어 심한 어깨 결림이 두피의 혈류에까지 영향을 미친 경우에는 두피 마사지만으로 효과를 기대할 수 없습니다. 이 때문에 그런 사람은 어깨부터 등을 따라 마사지하고 있지만, 그보다 전신의 기·혈·수의 균형을 맞추는 것이 더 좋은 결과를 보이는 사례가 늘고 있습니다.

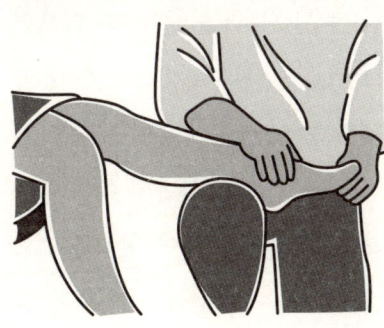

특히, 오랜 시간 의자에 앉아 컴퓨터를 사용하는 사람이나 서서 일하는 사람은 혈액순환이 원활하지 못하기 때문에 목욕을 통한 기·혈·수 마사지를 숙지하여야 합니다.

스스로 하는 마사지가 쉽지만은 않겠지만, 몸의 기·혈·수의 균형을 잡아 주어 건강한 기를 회복시키고, 피의 흐름을 좋게 하며, 땀을 통한 필요 이상의 노폐물을 제거하여 활력을 얻을 수 있으며 탈모 개선도 빨라질 수 있습니다.

일하는 여성 중에는 냉증이나 상반신과 하반신의 혈액량이 역전되어 있는 사람이 많으므로 반드시 기·혈·수 마사지가 필요합니다. 욕조에 몸을 담그고 발가락과 발뒤꿈치를 세게 감싸 쥐는 것만으로도 효과를 볼 수 있습니다.

여성스러움이 풍성한 모발을 만든다

여성이 남자들 속에 섞여 그들과 똑같이 일을 해내려고 하면 몸에 부담이 가며, 생각 또한 남자의 사고에 맞추기 위해 무의식적으로 남성화가 되려고 합니다. 몸과 마음은 여성인데 사고나 행동은 남성이 되어야만 따라갈 수 있는 상태에서는 여러 가지 면에서 여성의 몸과 마음이 일그러지게 됩니다.

'남성화'란 싸우는 능력을 말하며, 싸우는 능력을 발휘하지 않으면 안 되는 환경에 있는 여성은 남성호르몬을 다량 분비하게 됩니다. 생물학적으로 여성은 출산이라는 열 달 동안 뱃속에 태아를 품고 성장시키는 몸이라서 혈액 배분도 자궁을 중심으로 하반신 쪽에 많습니다. 그런 체질임에도 불구하고 머리를 쓰고, 머리에 혈액을 모으고, 남성처럼 싸울 것을 요구받는 환경에 놓이면 몸에 여러 가지 부담이 가는 것입니다.

싸우는 호르몬인 남성 호르몬은 모발의 노화를 촉진해 수명을 단축시키므로, 남성화된 여성은 이런 영향을 받고 있는 것이 아닐까 생각됩니다. 이 때문에 저는 상담하러 오는 여성분들에게는 일이 끝나면 여성으로 돌아갈 것과 여성스러움을 유지하며 생활한다는 것의 소중함을 강조하고 있습니다.

모발은 여성의 생명입니다. 그 생명을 지키기 위해서라도 여성스러움을 잊지 않았으면 좋겠다고 생각합니다.

스트레스로 탈모가 된다

스트레스로 탈모가 됐다고 한탄하는 사람은 많지만, 왜 스트레스를 받으면 탈모가 되는가를 명확하게 설명할 수 있는 사람은 적습니다. 분명 스트레스가 탈모의 원인이 되는 경우는 있지만 그 대부분은 피할 수 있는 스트레스로, 진짜 스트레스로 탈모가 된 사람은 적습니다. 진짜 스트레스라기보다는 오히려 체질적으로 스트레스를 심하게 받는 사람과 무슨 일이든지 스트레스를 핑계로 도망가는 사람이 많다는 것입니다.

스트레스를 받지 않는 사람이란 있을 수 없습니다. 인간은 옛날부터 외적 · 굶주림 · 추위 · 질병과 같은 혹독한 스트레스, 생사가 걸린 스트레스 속에서 진화되어 번식해 왔습니다. 오랜 시간 고통스러운 투병생활이나 가까운 육친이 돌아가시는 등 어쩔 수 없는 경우가 아니라면, 조금만 궁리해 보면 현명하게 피하거나 줄일 수 있는 스트레스가 더 많다고 생각합니다.

그런 궁리는 해보지도 않고 스트레스를 핑계로 도망가고 있는 것은 아닐까요? 원기부족으로 인해 체질적으로 스트레스를 심하게 받는 체질이 되어 있지는 않은가요? 우리 몸에는 스트레스를 억제 완화하는 아미노산이 있어 스트레스를 받으면 그 아미노산이 다량 소비되는데, 이때 아미노산이 부족하면 스트레스를 심하게 받게 됩니다. 이 때문에 스트레스를 받으면 우리 몸은 그것을 견디고 원기를 유지하기 위해 본능에 따라 과식을 하게 되면서, 결국 스트레스 비만을 초래하게 되는 것입니다.

원형탈모증

원형탈모증의 원인과 같은 어려운 말을 하고 싶은 것은 아니지만, 아무리 학술적인 지식이 많다고 해도 그것이 치료와는 연결되지 않는 것 같습니다. 원형탈모증은 자기도 모르는 사이에 생겨 자기도 모르는 사이에 완치되는 경우가 많고, 미용사에게서 처음 듣고 원형탈모증이 있다는 것을 아는 경우도 있습니다.

오른쪽 그림에서처럼 혈관이 경련하여 막힌 상태가 되면 거기서부터 앞쪽은 혈액의 흐름이 나빠지고, 혈액이 흐르지 않는 부위의 모발은 영양부족으로 빠지게 됩니다. 이것이 '심상성 원형탈모증'이며 말단에 가까운 가느다란 혈관이 막힌 경우는 탈모 부위가 작

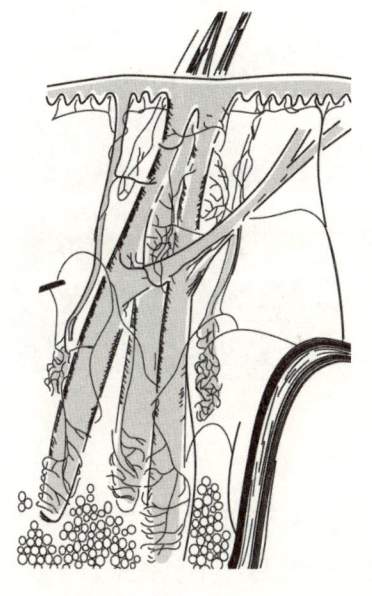

고 쉽게 낫지만, 굵은 혈관이 막힌 경우에는 낫기 어렵다고 합니다. 또한, 한곳이 아니라 군데군데 여러 곳에 생기는 경우도 있어 증상에 따라 치료방법도 달라집니다.

원형탈모증은 크게 나눠 심상성과 난치성으로 나뉘며, 원형탈모증의 약 20%는 난치성으로 자기면역 부전이 원인입니다. 머리에만 국소적으로 생기는 것이 아니라 눈썹이나 수염, 체모 등 몸 전체에 생기는 원형탈모증도 있습니다.

원형탈모증 증상

원형탈모증에는 아래 사진과 같은 다양한 증상이 있습니다.

어느 정도 진행될지 예측할 수 없으므로 최악의 상태를 고려해 '치료법+처치법+양생법'으로 생활배경까지 추가한 종합적인 치료방법을 계획하여야 합니다. 이때 상담을 통한 심리치료는 절대적으로 필수적 요건입니다.

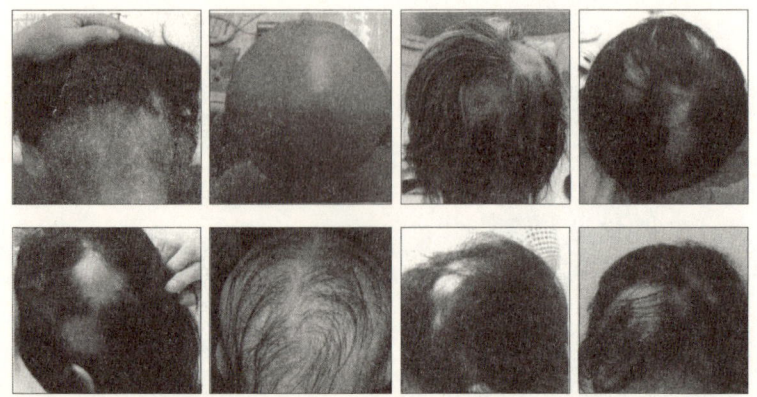

원형탈모증의 체크사항

원형탈모증 증상은 다양합니다. 생기는 부위나 크기, 개수, 탈모 부위의 두피 색 등 몸 전체에 어떤 증상이 나타나 있는지를 점검하여 치료법과 양생법, 주의사항을 결정합니다.

- 생긴 부위(정수리, 후두부, 측두부, 이마의 머리카락이 시작되는 부분)
- 크기
- 단발(單發), 군발(群發), 미만성(瀰漫性: 여러 군데로 퍼져 있음)
- 탈모 부위의 색
- 탈모 부위의 온도
- 탈모 부위의 상태
- 시모(屍毛)의 유무
- 눈썹, 수염, 체모
- 손톱, 그 외

체질이나 내장기능의 저하, 면역 부전, 지병 등 종합적인 원인을 찾아 처치방법을 계획합니다.

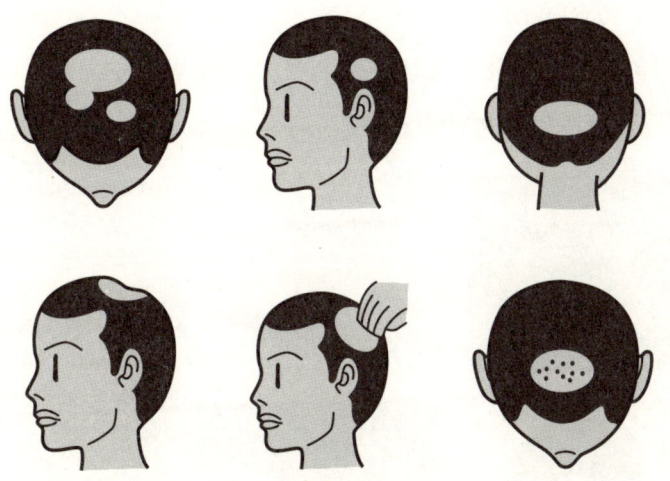

난치성 원형탈모증

'난치성'이라는 말처럼, 여러 가지 손을 써 봤지만 별로 효과도 없고 치유도 더딘 원형탈모증이 있습니다.

"병원쇼핑"이라는 말처럼 전국 여러 유명한 병원을 찾아다니며 치료를 받았지만, 그래도 낫지 않는다며 저희 발육사 클리닉을 찾아오는 사람도 있습니다. 그런 질환은 치료법만으로는 낫기 어려우며, 개선하기 위해서는 어떤 생활을 하는가에 따른 양생법과 체질, 특이성에 대한 주의사항, 이 세 가지가 필요합니다.

또한, 약이나 기술적인 효과에만 의지하는 수동적인 투병이 아닌

기력이 면역력을 높인다는 사실이 증명되었듯이 마음가짐과 기력의 소중함을 이해시킨 후에야 비로소 원형탈모증 치유 프로그램을 진행하고 있습니다.

치유는 본인이 하는 것입니다. 약은 뒤에서 받쳐 주는 약간의 힘을 빌려 주는 것일 뿐입니다.

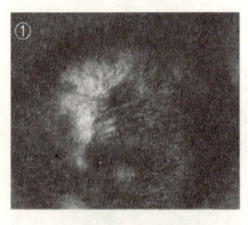
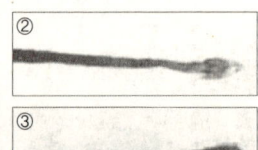
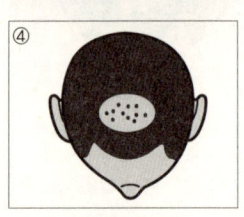
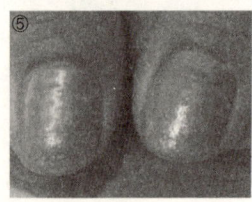

① 다발성 원형탈모증
② 원형탈모증 모근
③ 모근이 없는 원형탈모증 머리카락
④ 시모(屍毛 : 머리카락이 끊겨 있다)
⑤ 발톱에도 이상이 나타난다

걱정되는 것은 마음과 사회적응 능력

'어떤 방법을 써도 좋아지지 않는다.', '왜 나한테 이런 일이 생긴 것일까?' 마음이 어두워지고 비관적이 되며, 면역력이 떨어지고 기력을 잃게 됩니다. 친구들과 만나도 즐겁지 않고 일에 대한 열정과 의욕은 점점 잃어 가고 표정은 어둡고 피곤한 얼굴, 하지만 사람들 앞에서는 웃어야 하는 이중적인 생활로 인해 마음은 늘 괴롭습니다. 표정이 어두워지면서 사회적응 능력도 떨어지고, 무슨 일에도 의욕을 잃어 고독하게 됩니다. 그것이 무섭습니다.

  하지만 당신과 같은 증상을 가진 사람은 많습니다. 심지어 탈모 부위를 검정 매직으로 칠하고 다니는 사람도 있습니다. 원형탈모증이 생기는 것은 당신의 잘못이 아닙니다.

  몸은 필사적으로 항상성을 유지하고 있으며, 원래의 건강한 상태로 돌려놓으려 노력하고 있습니다. 그러므로 마음이 먼저 포기한 상태에서는 절대 좋아지지 않습니다. 자신의 몸을 믿고 조금이라도 좋아질 수 있도록 마음을 긍정적으로 바꾸어야 합니다.

  건강을 회복하고 기력을 충만하게 하는 법, 면역력을 높이는 방법, 긴장이나 스트레스를 푸는 방법, 약이나 치료법이 효과를 볼 방법을 함께 생각해 봅시다. "간절히 원하면 이루어진다."라는 말이 있듯이 원형탈모증은 반드시 낫는 질환입니다.

육모에 중요한 것은 마음가짐

  열심히 치료하는데도 효과가 없다고 호소하는 사람들이 많습니다. 낫지 않는 원인은 다양하지만, 그중 하나로 '마음가짐'이 있습니다. 이 부분은 내담자들과의 첫 상담에서 양생법에 관한 설명과 함께 있습니다. 마음가짐에 따라 치유과정에서 큰 차이가 나타납니다.

- 수동적이고 생활을 위해 어쩔 수 없이 일하는 등 무기력한 인생을 보내고 있는 사람
- 마음속의 미로를 헤매고 있는 사람

- 매사에 비관적이고 소극적인 사고방식으로 남 탓만 하는 사람

이 중에 짐작되는 것은 없습니까? 강하게 살아야 하고, 강해져야 하고, 마음 독하게 먹어야 한다고 충고하는 사람도 있지만, 그렇게 안 되는 것이 사람입니다. 무리하게 강해지려 하다가 스트레스를 받고 피곤해지느니 차라리 사람은 원래 약한 동물이라고 인정하는 편이 낫습니다. 우리는 남의 도움도 필요하고 남을 의지하고 남으로부터 배우고 남에게 인정받을 수 있도록 해야 합니다.

탈모 또한 마찬가지로 자신의 고민을 메일로 보내왔을 때, 이쪽에서 답신을 보내지만, 그것을 끝으로 아무런 대답이 없는 사람도 많습니다. 그것은 결국 자신에게 손해라고 생각합니다. 전문 상담사, 그리고 치료전문가와의 친밀한 관계를 유지하는 것은 탈모를 치료하는 데 있어 매우 중요합니다. 왜냐하면, 탈모 치료에는 마음의 동조와 같은 상호 간의 신뢰가 필요하기 때문입니다.

육모에 성공하기 위해

40년이나 육모 연구를 하면서 많은 내담자를 만나 보았지만, 증상을 한눈에 알아볼 수 있다는 것은 절대 불가능합니다. 이 때문에 여성의 남성형 탈모증, 지루성 습진이 개선되려면 어느 정도의 기간이 걸릴지 치료해 보지 않고는 알 수 없습니다.

사람마다 체질과 체형, 증상뿐만 아니라 직종과 생활배경이 다르므로 "당신의 탈모에는 이런 치료"라고 확실하게 말할 수 있는 경우

는 거의 드뭅니다. 그래서 결국은 꾸준히 탐색하고 개선법을 모색하게 됩니다.

이것이 육모에서 가장 어려운 부분으로, 사람에 따라 원인도 다르고, 같은 증상이라고 해도 체질과 생활배경에 따라 치료나 제품의 사용법이 달라지는 등 상당히 복잡합니다. 그래도 다른 곳보다 개선될 확률이 높고 멀리서부터 많은 내담자들이 찾아오는 이유는 다음과 같습니다.

- 전문상담을 통해 아직 드러나지 않은 징후를 분류하여 예방치료를 계획
- 실제 탈모, 가는 모발의 두피에서 그 효과를 시험한 풍부한 자료에 입각한 제품 개발
- 육모 전문치료사의 고도의 육모 시술법 개발
- 두피 상태를 보면서 그때그때 상태에 맞는 시술 시행

즉, 성의 있는 상담을 통해 내담자와 밀접한 관계를 갖고 원인에 대응한 시술을 하고 있으며, 효과가 높은 고기능성 육모 제품과 이오너스 효리워터 음이온조정액으로 사용하기 때문이라고 자신 있게 말할 수 있습니다.

PART 4

성공한 사례에는
방정식이 있다

— 체험자들의 목소리를 참고한다

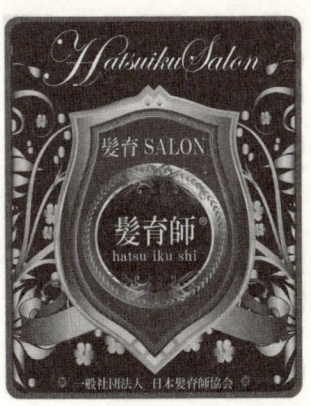

체험자들의 목소리를 참고한다

단 한 번에 육모에 성공했다는 사람은 극히 드물며, 몇 번씩 좌절하고 절망하면서 다시 도전을 반복한 사람만이 성공했습니다. 따라서 별로 도움이 안 되는 일반적인 성공사례에 비해 체험자들의 경험담에서는 배울 점이 많으므로 실패했다고 포기하는 소극적인 사람이 되기보다는, 성공한 사람의 조건을 분석하여 육모에는 어떤 것이 필요하며 육모에는 무엇을 하면 안 되는지에 대해 배웠으면 좋겠습니다.

내담자 중에는 거듭되는 실패로 인해 의심부터 하는 사람들도 많습니다. 무엇이 진실이며 무엇이 거짓인지는 해보지 않고는 알 수 없으며, 무엇이 진짜인지도 알기 어렵습니다. 진짜는 '진짜'라고 강조하지 않으며, 현대사회에서는 오히려 거짓이 진짜보다 더 진짜 같아 보이려고 애를 쓰기 때문에, 가짜가 진짜로 보이는 경우도 많습니다. 그렇다고 속는 것이 무서워 아무것도 하지 않으면, 얻는 것은 아무것도 없습니다.

육모에 성공한 사례에는 방정식과 조건이 있습니다. 그 방정식을 참고로 육모를 하면 실패할 확률은 낮아집니다. 실패가 두려워 어중간한 마음으로 매일 거울을 들여다보며 좌절감과 우울한 기분으로 살 것인지, 아니면 실패를 극복하고 도전을 계속해서 성공할 것인지.

굳이 말씀드리자면, 비록 실패가 있더라도 성공하는 것이 좋은 것은 당연합니다. 실패의 반복을 통해서 실패를 배우고 최종적으로 성공하는 것입니다.

다음 페이지에서 체험자들의 목소리(발육사 클리닉센터에 다녀온 사람들의 경험담을 편집한 것)를 소개하므로 참고하시기 바랍니다.

체험자의 목소리 1 과감하게 오사카까지 갔다

(32세 여성, 회사원)

몇 년 전부터 부쩍 머리카락이 많이 빠져 인터넷 육모 사이트에서 샴푸를 구매해 바꿔 보는 등 여러 가지 시도를 해보았지만, 전혀 좋아지지 않았다. 점점 볼륨이 죽고 머리카락 사이로 두피가 보이는 것을 왁스로 감추고 다녔는데, 어느 날 회식자리에서 남자 선배가 동료들 앞에서 "너 머리가 왜 그래?"라고 하는 바람에 모든 시선이 내게로 쏠렸고 너무 부끄러운 나머지 울 뻔했던 적이 있었다. 그날 이후부터 동료뿐만 아니라 주변 사람들의 시선이 무서워졌다.

내 방식대로 하면 안 되겠다 싶은 마음에 육모 사이트를 검색해 전문가를 찾아보았지만, 하나같이 똑같은 내용으로 구체적인 내용은 거의 찾아볼 수가 없었다. 몇 군데를 찾아다니다가 우연히 발육사 클리닉센터를 알게 되어 과감히 오사카까지 찾아갔다. 설비도 제대로 갖춰지지 않은 곳이라 '괜찮을까?' 하는 조금 불안한 마음도 있었지만, 약 세 시간에 걸친 상담과 시술 그리고 집에서 관리할 때의 주의사항 등 자세한 설명을 듣고 나자 불안한 마음이 사라졌다.

샴푸와 육모제 사용법, 두피 마사지 하는 방법 등 그 정도 시간을 할애하여 성의껏 설명해 주는 곳은 처음이었고, 지금 상태라면 집에서 하는 관리만으로도 충분하다는 진단을 받았다. 거리가 너무 멀어 다닐 수 없었기 때문에 첫 상담 이후 불안하거나 의문이 생기면 메일이나 전화로 상담을 받고 있다. 현재 경과는 양호하다.

체험자의 목소리 2 병원에서도 포기했던 증상이

(41세 남성, 자영업)

개인이 운영하는 수입 판매점에서 육모제를 구매하여 사용했다가 부작용이 전신으로 퍼져 버렸다. 병원에 가서 치료를 받았지만 좀처럼 낫질 않았다. 처방 받은 약도 거부반응이 생겨 약을 이것저것 바꿔 보았지만 전부 소용없었다.

우연한 소개로 알게 된 발육사 클리닉센터에서 상담과 시술을 받았고, 시술로는 좋아지는 것 같다가도 혼자 집에서 사용하면 또 부작용이 생겨 사용할 수가 없었다. 선생님이 샴푸와 토닉을 특별히 조제해 주셨고, 두피에 부작용이 없는 이오너스 효리워터 음이온조정액을 사용하는 등 임상시험을 거친 순한 제품부터 사용하며 치료를 시작했다. 부작용에 따른 경피독 후유증은 언제 나올지 모르고, 계절이나 몸 상태에 따라 지금까지 쓰던 제품을 더는 못 쓰게 될 수도 있다는 내용을 들었으나, 일진일퇴(一進一退)하면서도 아주 조금씩 좋아지는 느낌이 들었다.

다른 병원에서는 못한다며 포기했던 증상을 선생님은 수고를 아끼지 않고 치료해 주신 것에 대해 감사하고 있다.

[필자 소견] 배합률을 높이면 효과가 좋다는 비전문적인 육모제가 횡행하여 중독이나 부작용, 후유증이 생겨 예후 불량한 상태에 놓여 있는 사례가 수없이 보고되고 있습니다.

체험자의 목소리 3 드디어 찾았다

(24세 여성, 회사원)

파랑새증후군으로 불리는 '마법의 육모제'만 쫓아다니며, 좋다고 하는 제품이나 기구의 대부분을 사용해 보았지만 전부 소용없었고, 결국 육모제에 대한 불신만 남았다.

어느 날 친구로부터 좋은 발육사 클리닉센터가 오사카에 있다는 말을 듣고 바로 찾아갔다. 선생님은 겉으로 보이는 것보다 모공 속과 몸속 상태 그리고 탈모의 원인이 되는 곳에 중점을 둔 상담을 진행하면서, 중간에 두피와 머리 사진을 참고하며 설명해 주셨다.

그 결과 내 두피 상태로는 육모제를 사용해도 효과를 기대할 수 없다는 것과 육모제를 사용한다 해도 마이너스 요인을 줄이지 않고는 결코 플러스가 될 수 없다며, 지금까지 실패했던 이유를 설명하면서 내 육모가 근본부터 잘못됐다고 하셨다.

샴푸의 사용법부터 시작해 린스나 트리트먼트를 사용해선 안 된다는 것, 두피 염증이 모공 속까지 퍼져 있기 때문에 그 염증을 개선하지 않으면 탈모가 진행되리라는 것, 그리고 염증이 있기 때문에 두피 마사지는 중지하고 어깨부터 목덜미까지 마사지하라고 말씀하셨다. 두피가 개선된 후부터 시작되는 육모제의 사용법까지 친절하게 설명해 주셨고, 제품의 효과보다 치료법의 효과가 중요하다며 어떤 치료와 어떤 제품을 사용해야 하는지를 알려 주셨다.

체험자의 목소리 4 경험이 풍부한 치료전문가와의 만남

(42세 여성, 아르바이트)

탈모로 볼륨이 없어진 머리를 힘껏 살리고 다니던 어느 날, 나의 용모나 복장에 대해 전혀 무관심하던 아버지로부터 머리숱이 적어졌다는 말을 듣고 깜짝 놀랐다. 그때부터 익숙하지 않은 컴퓨터로 육모에 대한 정보를 찾아 머리에 좋다는 샴푸나 육모제를 구매하여 7개월 정도 써 봤지만, 변화는커녕 머리숱이 더 적어진 것 같았다. 내 방식대로는 어렵겠다는 생각에 전문가를 찾아가기로 했다.

메일을 주고받으며 집요하리만큼 요금에 관한 질문을 했고, 시험 삼아 한 번만이라는 각오로 상담과 시술을 받아 보기로 했다. 다양한 검사와 사진 진단을 통해 내가 생각했던 것 이상으로 탈모가 진행되었다는 사실에 놀랐으며, 주변 사람들에게 사진에서처럼 보였다는 것이 너무 부끄러웠다.

하지만 치료사는 여성의 탈모는 99% 이상 개선되니 괜찮다며 매일 집에서 할 수 있는 하는 관리 방법을 구체적으로 알려 주었고, 나는 전문가의 지도로 관리 방법을 배우며 시술을 받았다. 이 치료사라면 안심할 수 있고, 내 탈모를 어떻게든 해줄 수 있으리란 믿음으로 정기적으로 시술을 받기로 했다.

4개월쯤 됐을 때 조금 나아진 듯한 느낌은 들었지만, 치료사가 보여 준 비교사진을 보고 나서야 개선되었음을 알고 눈물이 핑 돌았다.

체험자의 목소리 5 **어디를 가도 낫지 않았다**

(28세 여성, 회사원, 난치성 원형탈모증)

원형탈모증이 생긴 것을 처음 알게 된 것은 미용실에 머리를 하러 갔다가 우연히 미용사에게서 들어서 알게 되었는데, 그땐 별 치료 없이 자연스럽게 좋아졌다. 하지만 두 번째는 한 군데가 아닌 여러 군데 생기는 바람에, 피부과에 수개월 다닌 후에야 좋아졌다.

그러나 이번에는 업무와 인간관계로 인한 스트레스로 탈모 부위가 점점 넓어졌고, 피부과 치료를 받아 보았지만 효과가 없었다. 인터넷 정보를 통해 멀리 있는 병원까지 찾아갔지만 똑같은 약과 치료법으로 효과는 없었고, 설상가상으로 머리가 전부 빠져 버려 결국 가발을 쓰고 직장을 다녀야만 했다.

마침 신문에 원형탈모증에 대해 색다른 기사를 쓴 곳이 있어 메일을 보내게 됐는데, 만성적인 질환은 '치료법+처치법+양생법'이 필요하며, 생활의 전반적인 배경을 고려한 종합적인 치료가 필요하다는 말에 일단 상담을 받아 보기로 했다. 병원에서는 그동안 들어 보지 못한 샴푸 법과 원형탈모증을 어떤 관점으로 파악하여 대처할 것인가에 대한 양생법과 기·혈·수의 마사지 방법을 알려 주었다.

약은 바르면 낫는 것이 아니라 듣게끔 사용해야 한다는 것과 약을 수동적으로 사용하는 것이 아니라 약이 잘 듣도록 기력을 사용한다는 것, 그리고 머리카락이 자라는 이미지를 그리며 모공을 재생하는 기분으로 샴푸 하는 '기'를 갖는 방법과 그 중요함을 알려 주었다. 이를 통해 몸은 어떻게든 낫게 하려고 애쓰고 있는데 마음이 먼저 꺾이면 어떡하냐며, 원형탈모증과 대면할 수 있는 용기를 주었다.

꿋꿋하게 지침들을 지켰고, 3개월 정도 지나자 놀라울 정도의 속도로 머리카락이 나기 시작했다.

체험자의 목소리 6 여성의 남성형탈모증이라고 했다

(32세 여성, 프로그래머)

머리카락이 많이 빠지고 갈수록 가르마가 넓어져, 가까운 육모 살롱에서 무료체험을 해보기로 했다. 간단한 검사가 이루어졌고, 모공의 상태와 머리카락이 이만큼이나 빠졌다며 100개가 넘는 머리카락을 보여 주었다. 두피에 지방이 많고 남성형 탈모증으로, 회복하는 데 3년 정도 걸린다고 했다. 치료비용도 내 수입으로는 도저히 충당할 수 없는 비용이었고, 할부를 권유받았지만 거절했다. 그러자 스태프의 태도가 돌변하면서 성격이 그러니 낫지 않는 거라며 비난하는 바람에 기분 나쁘게 돌아왔다.

하지만 어떻게든 탈모를 치료하고 싶었기 때문에 여기저기 알아보다가 발육사 클리닉센터를 찾아가게 되었다. 상담을 받던 중 다른 육모 살롱에서 남성형 탈모증으로 진단받은 적이 있다고 말하자, 담당자분이 쓴웃음을 지으며, 보면 아는데 아직 당신은 괜찮고 머리카락 빠짐도 그렇게 심하지 않다며 그 자리에서 빠진 머리카락들을 모아 보여 주었다.

최근 들어 남성형 탈모증으로 진단받고 남성의 탈모와 똑같은 치료를 받다가 상태가 더 악화한 여성이 늘어나고 있다는 것, 남성의 탈모와 여성의 탈모는 원인도 다르고 치료도 다르므로 지금까지의 치료로는 효과가 없었을 것이라는 설명과 함께 탈모 개선방법에 대해 자세히 지도받았다. 요금도 육모 살롱의 5분의 1로 안심하고 다닐 수 있으며, 갈 때마다 매회 지급하기 때문에 그 점도 안심할 수 있었다.

7개월쯤 되었을 때, 나는 주변 사람들로부터 머리를 심었느냐는 말을 들을 정도로 회복되었다.

체험자의 목소리 7 이미 때를 놓친 것은 아닌지

(45세 남성, 자영업)

'남자는 결코 외모나 헤어스타일로 가치가 정해지는 것이 아니다.'라고 강한 척했는데, 최근 들어 유난히 나이 들어 보이기 시작했다. 사람들을 상대하는 직업이라 외모에 신경을 쓰는 편이었는데, 밤샘한 다음 날 거울에 비친 힘없는 머리가 늙고 초라해 보여 깜짝 놀랐다.

'역시 머리카락은 있는 게 좋다. 젊고 활동적으로 보인다.'는 생각에 45살 남자인데 이미 때가 늦은 건 아닌지 걱정이 된다는 메일을 보냈는데, 머리카락에도 한계가 있어 솜털까지 노화된 머리는 되돌리기 힘들지만, 한번 상담을 하고 검사를 해보자는 말에 용기를 내어 가 보았다.

확대한 사진을 보자 거울로 보는 것보다 훨씬 적은 머리숱에 실망은 했지만, 상담사로부터 "이 부위는 해보지 않으면 모르고, 이 부위는 괜찮다."라는 자세한 설명과 함께, 지금의 머리카락을 굵게 하는 것만으로도 볼륨이 살아나고 머리카락의 수명을 늘리게 되면 달라질 수 있다는 말에 정기적으로 시술을 받기로 결정했다. 처음부터 4개월이나 6개월 만에 눈에 띌 정도로 좋아지는 것은 기대하기 어렵지만, 오히려 40대 이후의 탈모가 개선될 확률이 높다는 말도 해주었다.

나 같은 경우는 체질적으로 유리했는지, 선생님의 예상과는 달리 결과가 빨리 나타나기 시작했다.

체험자의 목소리 8 샴푸만으로 이렇게 좋아졌다

(40대 여성, 사무직)

염색을 할 때 약제로 인해 두피가 화끈거리는 것이 싫어, 인터넷으로 특수한 이오너스 효리워터 음이온조정액 RST 염색 시스템이 있다는 것을 알고 조금 멀지만, 그쪽에서 염색을 받아 보기로 했다.

우선 상담을 받고 두피와 모발 상태를 꼼꼼히 점검한 후, 정성스럽게 염색 시술을 해주었다. 그리고 샴푸로 인해 두피가 약해지고 머리카락도 가늘어질 수 있다며 탈모와 가는 모발을 예방하는 샴푸법에 대해 알려 주었다. 머리카락이 가늘고 볼륨이 없어지면서 머리스타일에 고심하던 때라 탈모와 가는 모발 예방에 대해 여러 가지 물어보았다.

이곳에서 하는 염색은 두피에 통증이 없고, 모발도 상하지 않을뿐더러 지금까지 경험하지 못한 자연스러운 발색에 신뢰감이 생겼다.

신경 쓰였던 샴푸에 대해서도 한층 자세한 설명을 들을 수 있었다. 우선 머리 감는 법을 바꿀 것과 가능하면 두피의 육모 환경을 좋게 하는 샴푸로 바꿀 것을 권유받고 샴푸를 구매하여 쓰기 시작했다. 샴푸를 두 통 정도 쓰고 나자 머리의 볼륨이 살아나고 머릿결에 윤기와 탄력이 생겨 깜짝 놀랐다. 이 샴푸는 컨디셔너가 필요 없어 간단하고, 그만큼 비용도 저렴하게 들어 좋은 샴푸를 발견했다고 생각하니 기분이 좋았다.

체험자의 목소리 9 이런 전문가가 각지에 있다면

(52세 여성, 주부)

갱년기를 지나면서 머리털이 쉽게 상하고 가늘어지면서 두피가 훤히 들여다보이게 되었다. 나이가 나이인 만큼 정기적으로 새치 염색을 해야 했고, 모발이 점점 쉽게 상하면서 모발이 손상되지 않는 염색약을 찾다가 우연히 발육사 클리닉센터를 알게 되어 찾아가게 되었다.

상담하면서 우선 머리의 전체 사진을 보았는데, 너무나 적은 머리숱과 두피가 선명하게 보이는 것을 보고 많이 놀랐다. 모발이 이미 심하게 손상되어 있었기 때문에 이를 보수하고 난 후 염색한다는 것과 두피도 방어력이 약해져 염증이 있었기 때문에 두피를 보호하는 방법으로 염색을 해주었는데, 지금까지의 염색과는 전혀 다른 멋진 솜씨에 깜짝 놀랐다.

이 선생님이라면 믿을 수 있다는 생각에 탈모에 대해서도 상담한 결과, 바로 프로그램을 만들어 주셨고, 집에서 하는 관리 방법에 대해서도 조언해 주셨다. 샴푸를 바꾸고 샴푸 법을 가르쳐 준 대로 했을 뿐인데, 놀랍게도 머리의 볼륨이 살아나고 윤기도 생겼다. 더욱 신기했던 것은 솜털에 가깝던 이마 부분의 짧은 머리카락이 검게 자랐고, 머릿결도 좋아지고 튼튼해졌다는 점이다.

모발은 치료한다고 해도 한 달에 1㎝밖에 자라지 않기 때문에 전체적으로 모발이 굵어지고 튼튼해지기까지는 시간이 걸린다고 했는데, 생각보다 빨리 좋아졌다. 이런 선생님이 내가 사는 지역에도 계신다면 멀리까지 다니지 않아도 좋을 텐데……. 유감이다.

체험자의 목소리 10   **집을 살 수 있을 만큼의 비용을 머리에 투자했다**

(44세 여성, 회사원)

어떻게든 탈모를 고치고 싶은 마음에 육모에 좋다는 제품은 거의 다 써 봤고, 전문 살롱도 몇 군데나 다녀 보았다. 그 비용을 전부 합치면 집을 살 수 있을 만큼이다.

육모 살롱의 상술에 익숙해졌고 거절하는 방법도 노련해지면서 육모 살롱에서 하는 다양한 무료체험도 모두 다녀 봤지만, 전부 똑같은 상술에 믿을 수 없는 곳들뿐이었다. 인터넷으로 알게 된 발육사 클리닉센터는 무료체험은 없었지만, 지금까지 보았던 육모 살롱과는 조금 다른 것 같아 한번 체험해 볼 마음으로 집을 나섰다.

그동안 "모공이 막혀 있다.", "피지가 많다.", "남성형 탈모증이다.", "복합형이다."라는 등 별의별 소리를 다 들었는데, 이곳에서는 모공이 막혀 있지도 않으며 피지가 많은 것과 탈모는 직접적인 관계가 없을뿐더러 피지를 제거해도 탈모는 낫지 않는다며, 지금까지와는 정반대의 말을 하고 그 이론배경까지 자세히 설명해 주었다.

그 지식의 풍부함에 감탄해 한 번만 더 이 선생님께 의지해 보자는 결심으로 6개월 정도 다녔는데, 비용은 지금까지 다녔던 육모 살롱의 3분의 1에서 5분의 1 정도밖에 되지 않았다. 그동안 육모 살롱에서 받은 과잉치료로 인한 후유증이 있다는 사실을 알게 되었고, 시간이 걸릴 것을 각오하라는 말에 우선 6개월은 참아 보기로 하고 치료를 받았다. 9개월 정도 받았지만, 결과는 놀라울 정도로 좋아졌고, 지금도 지속하고 있다. 그동안 허튼 곳에 쏟았던 지출을 생각하면 너무 아깝다는 생각이 든다.

체험자의 목소리 11 모공이 막혀 있다

(26세 여성, 회사원)

우연히 인터넷을 통해 탈모용 샴푸가 있다는 것을 알게 되어 제품을 구매하여 사용해 보았지만 좋아지지 않았다. 그래서 다양하게 샴푸를 바꿔 가며 사용해 봤지만, 역시 변화가 없었다. 그러던 중 육모 살롱에서 실시하는 무료체험에 참석하게 되었는데, 검사 결과 "당신의 모공은 막혀 있으며 원래는 이런 모공이어야 한다."며 모공이 활짝 열려 있는 사진을 보여 주었다. 매일 샴푸를 하는데도 모공이 막혀 있다는 말이 이상하기도 했지만, 그것은 더러움이 제거되지 않아 그렇다고 하는 바람에 그런 줄로만 알고 있었다. 4개월 정도 다니며 가르쳐 준 대로 샴푸를 하는데도 전혀 좋아질 기미가 보이지 않았고, 추가치료와 코스를 연장하라는 무리한 강요에 결국 그만두게 되었다.

그대로 포기할 수 없는 마음에 여기저기 찾아다니던 중 발육사 클리닉센터에 이르렀고, 큰 기대 없이 그냥 상담만 받아보기로 했다. "이전에 다니던 살롱에서 더러움이 제거되지 않아 모공이 막혀 있다고 했다."라고 하자 "모공은 막혀 있는 것이 정상이며 젊은 사람은 신진대사가 좋아서 샴푸를 하면 바로 각질이 벗겨지므로 그건 결코 더러움이 아니다."라고 했다.

"여성의 두피는 피지가 적고, 당신의 경우 주로 실내에서 일하므로 두피가 그렇게 더러워지지 않으니 지금처럼 너무 꼼꼼하게 머리를 감아서는 안 된다."며 정반대의 치료방법을 알려 주었다. 그리고 이를 실행한 결과, 점점 머릿결이 달라졌고 모발도 튼튼해졌다.

체험자의 목소리 12 10년 이상 계속하고 있다

(43세 남성, 영업)

어렸을 때부터 대머리 된다는 놀림을 받은 나는 서른 살쯤 돼서야 용기를 내어 발육사 클리닉센터에서 상담을 받아 보기로 했다. 젊은 남성의 탈모는 진행이 무서울 정도로 빨라 초기 증상이라도 본격적으로 치료하지 않으면 안 된다고 하여, 금전적인 부담을 각오하고 꾸준히 받기로 했다.

영업직으로 일하고 있었기 때문에 밤늦게 귀가할 때가 많아 치료할 시간이 없을 때도 있었지만, 나름 알려 준 대로 꾸준히 실천한 결과, 두피가 많이 좋아졌다는 칭찬을 받았다. 또한, '어떤 방법으로 두피 마사지를 해야 마이너스 요인을 줄이고 육모 환경을 좋게 할 수 있을까?'하는 기본적인 두피 마사지의 중요성에 대해서도 말씀해 주셨다.

1년 정도 꾸준히 치료했고 괜찮아진 것 같아 치료를 중단했는데, 10개월 정도 지나서 다시 탈모의 징후가 보이는 바람에 치료를 계속

받기로 했다. 지금 하는 치료는 가끔 육모제를 쓰는 것 외에는 오직 샴푸뿐이다. 이제 또래 동료나 동창들만 봐도 나보다 머리숱이 적거나 나이 들어 보이는 사람이 많은 것이, 꾸준히 치료하기를 정말 잘했다는 생각이 든다.

혹시나 더 나빠질까 두려운 마음에 지금까지 발육사 클리닉센터에 다니고 있으며, 머리 자를 때를 이용해 치료도 함께 받고 있지만, 한 번씩 선생님에게 보여 주는 것만으로도 안심이 된다.

체험자의 목소리 13 약년성(若年性) 남성형 탈모증

(22세 남성, 학생)

지금 생각하면 거짓말 같지만, 그 당시에는 죽고 싶었고 집에만 틀어박혀 있었다. 당시 고등학생으로 머리숱이 없었던 나는 어느 날 사람들 앞에서 친구들한테 놀림을 당했는데, 때마침 내가 좋아하던 여학생이 그 말을 듣고 웃는 바람에 너무 부끄러워 학교도 가지 않고 집에만 틀어박혀 있었다.

그것을 보고 걱정이 된 엄마는 나를 발육사 클리닉센터에 데리고 갔고, 상담을 받게 되었다. 선생님은 "탈모가 걱정되는 것은 이해하겠지만, 아무것도 하지 않고 집에만 틀어박혀 있는 것은 안 된다."며 엄하게 꾸짖었고, 한발 앞으로 나아가 도전하는 용기, 꾸준히 하는 용기, 실패해도 반성하고 다른 방법을 찾아보는 용기를 가르쳐 주셨다. 그리고 어떻게 하면 개선할 수 있는지 친절히 설명해 주셨고, 엄마가 비용을 내주는 대신 열심히 공부해서 대학에 진학할 것과 여름방학 때는 가사 일을 도와 드리라고 하셨다.

그것을 계기로 탈모를 신경 쓰지 않고 학교에 가게 되었고, 치료도 게으름 피우지 않고 꾸준히 받은 결과, 친구에게 '자연증모'라는 별명으로 불릴 정도로 좋아졌다.

선생님은 약년성 탈모증은 진행이 무서울 정도로 빨라 치료하고 있어도 조금씩 진행되는 시기가 있지만, 포기하지 않고 꾸준히 하다 보면 점차 효과가 안정되면서 좋아지니 걱정하지 말라고 하셨다. 지금도 샴푸만큼은 신경 써서 하고 있으며, 수학여행 때도 샴푸를 휴대할 정도로 조심하고 있다.

체험자의 목소리 14 염색하고 탈모가 되었다

(28세 여성, 회사원)

어렸을 때는 모발을 노랗게 탈색할 때도 있었고, 지금도 잦은 염색으로 늘 머리카락이 손상되어 있었는데, 최근 들어 볼륨이 없어지면서 탈모가 시작되었다. 발육사 클리닉센터에서는 탈모인 사람들을 위해 특수한 염색을 한다는 말을 듣고 가 보기로 했다.

상담하면서 "염색으로 탈모가 되었다."고 하자, "염색했다고 해서 바로 탈모가 되는 것은 아니며, 여러 가지 조건이 겹쳤고 결정적으로 염색이 탈모에 영향을 주면서 진행을 가속했을 뿐."이라며 머리와 두피를 보호하는 염색 방법에 대해 알려 주었다.

우선 손상된 머리카락의 아미노산이 유실되면서 생긴 구멍의 사진을 보여 주며 "우선 이 부분을 메우고, 염색제가 두피나 모공으로 침투되지 못하도록 보호한 다음 염색한다."고 했다. 염색제를 씻어 낼 때 사용하는 샴푸도 염색제로 인해 벌어진 큐티클을 손상하지 않고 아미노산을 유실시키지 않는 샴푸를 사용한다고 했다. 일반적으로 염색은 염색제가 두피와 모공 속까지 스며들어 모근까지 물이 드는데, 이오너스 효리워터 음이온조정액 RST 염색 시스템은 두피나 모공에 전혀 손상을 입히지 않는다.

탈모인 사람은 특히 머리카락이 가늘고 손상되어 있으며 두피 역시 약해져 있으므로, 염색으로 인해 탈모가 되기 쉽거나 진행을 촉진하기 때문에 이 음(-)이온조정액, 살롱서포터, 홀리워터를 개발하게 되었다고 했다. 확실히 이 염색제는 발색도 다르고 머리카락도 상하지 않으며 쉽게 퇴색하지도 않으므로 안심할 수 있다.

체험자의 목소리 15 축모교정으로 탈모가 되었다

(33세 여성, 회사원)

선천적인 곱슬머리가 콤플렉스였던 나는 학교를 졸업하자마자 축모교정을 정기적으로 받고 있었다. 그런데 최근 들어 곱슬거림이 심해지는 바람에 독한 약을 쓰게 되면서 머리카락이 심하게 손상되었다. 볼륨은 줄어들고, 점점 탈모가 신경 쓰이기 시작했다.

발육사 클리닉센터에서 축모교정을 한다는 말에 상담을 받으러 갔는데, 머리를 곧게 펼 것인가 아니면 머릿결과 머리숱을 회복시킬 것인가, 둘 중 하나를 고르라는 말에 나는 양쪽을 원했지만, 둘 다 만족하는 결과를 얻기는 힘들다고 했다. 웨이브가 더 강해진 것은 두피가 노화되어 머릿결이 나빠졌기 때문이며, 당장 두피를 회복시켜 건강하고 두꺼운 머리카락을 자라게 하지 않으면 그나마 지금 있는 머리카락까지 다 빠져 버린다고 하는 바람에 육모를 하기로 결정했다.

독한 시술 약으로 인해 염증이 생겨 너덜너덜해진 두피 사진을 보여 주었고, 우선 그것을 회복시키는 치료부터 시작했다. 본격적인 육모 치료를 시작하기까지 4개월이나 걸려 답답하기도 했지만, 새로 자라는 머리카락 상태가 점점 좋아지는 것을 보고 참을 수 있었다.

머리카락은 한 달에 1cm밖에 자라지 않아 원래 머릿결 상태로 돌아오기까지 시간은 걸렸지만, 선생님이 발명한 토닉을 사용하면서부터 곱슬거림도 그다지 신경 쓰지 않게 되었다(미용사들만 쓸 수 있는 제품으로, 일반인에게 판매하지 않는 것이 유감이다).

축모교정은 머릿결과 두피에 큰 희생을 요구하고 있다는 사실을 실감할 수 있었다.

체험자의 목소리 16 **많은 보조식품을 강매당했다**

(34세 여성, 회사원)

탈모가 신경 쓰여 육모 살롱에 갔다가 모발뿐만 아니라 두피와 몸

상태까지 설명하며 샴푸와 육모제 외에 4종류의 보조식품을 권유받았다. 이렇게 많은 보조식품을 먹어도 괜찮으냐고 물으니, 의약품의 경우 부작용이 무섭지만 보조식품은 괜찮다며 값까지 깎아 주며 강요하는 바람에 억지로 구매하게 되었다. 한동안 먹어 보았지만, 효과가 없고 불신감마저 생겨 결국 발육사 클리닉센터를 찾아가게 되었다.

4종류의 보조식품을 먹고 있다고 말하자, 쓴웃음을 지으며 "먹어서 나쁠 것은 없지만……."이라며 말끝을 흐렸다. 테스트 시술을 마친 전문 상담사는 지금 당신에게 필요한 것은 두피치료라며 두피 회복을 위한 치료를 권했고, 보조식품은 먹지 않아도 되냐는 질문에 "저라면 당신의 증상에 결코 보조식품을 추천하지 않겠습니다."라고 했다.

탈모의 원인에는 내인과 외인이 있는데, 외인치료만으로 개선할 수 있는 증상과 내인치료를 병행하지 않으면 개선하기 힘든 증상이 있다고 했다. 그리고 나의 경우에는 외인치료만으로도 충분히 개선할 수 있다고 했다. 지금도 그때 구매한 보조식품이 그대로 남아 있다.

체험자의 목소리 17 육모 기구에 대한 의문

(27세 남성, 컴퓨터 기사)

육모 살롱의 상술로 고가의 기구를 구매해 사용해 봤지만 그다지 효과를 보지 못하여 인터넷으로 알아보니, 많은 사람이 나처럼 기구를 사놓고 사용하지 않고 있다는 것을 알게 되었다. 육모 살롱에서 소개하기를 이 기구는 저하되고 있는 대사를 세포단위로 활성화해 육모제의 침투를 몇 배나 높여 주기 때문에 머리카락이 빨리 나온다고 하여 기대하고 사용했던 것이었다.

수차례 시술을 받던 중 어느 날 치료사가 "머리카락이 나왔네요." 라며 솜털이 자란 사진을 보여 주어 진짜 듣는구나 싶어 기대하고 있었는데, 그 솜털은 길게 자라지 못하고 어느새 빠져 버렸다. 그 뒤로 솜털은 또 나왔지만, 굵고 긴 털로 자라기도 전에 빠져 버리기를 반복했다. 치료사에게 그 이유를 묻자, 일단 나온 솜털이 자라지 못한 것은 본인의 불규칙한 식습관과 생활이 문제라고 했다.

'직장을 다니는 사람 중 정시에 귀가하여 착실하게 규칙적인 식사를 하거나 잠을 잘 수 있는 사람이 과연 몇이나 될까?' 입원이라도 하지 않는 한, 무리라는 생각이 들었다. 시간이 지나도 눈에 띄는 결과는 나타나지 않았고, 점점 기구도 사용하지 않게 되면서 육모 살롱도 그만두게 되었다.

하지만 어떻게든 탈모를 개선하고 싶은 마음에 이번에는 발육사 클리닉센터에서 상담과 치료를 받아 보기로 했다. 상담 중 선생님께 기구에 관해 물어보니, 효과는 있지만 사람에 따라 나타나는 효과가 다르므로 사용하는 사람의 체질과 증상, 사용기간과 사용법을 정확히 지켜야 하고, 오래 사용하게 되면 몸의 생체리듬이 깨져 부작용이 생길 수 있다고 했다.

체험자의 목소리 18 홈케어만으로 충분합니다

(39세 여성, 간호사)

잦은 야근과 잔업, 과다업무, 복잡한 인간관계로 인한 스트레스로 육체적으로나 정신적으로 힘들었고, 늘 파김치가 되어 귀가하면 목욕도 대충 샤워만 할 때가 많아 나이보다 더 늙어 보인다. 언제부턴가 머리카락이 가늘어지고 볼륨이 없어져 간호사 모자로 감추고 있었다. 그러던 어느 날, 샴푸하고 나서 거울을 보고 깜짝 놀랐다. 그때까지는 몰랐는데, 두피가 보일 정도로 머릿속이 비어 있었다.

입소문으로 알게 된 발육사 클리닉센터로 상담을 받으러 갔고, 직업을 말하자 내담자 중에 간호사들이 많다며 간호사들의 생활환경에 맞는 프로그램을 만들어 주면서 홈케어만으로 충분하다고 했다. 단, 육모 치료와 더불어 아무리 피곤해도 욕조에 천천히 몸을 담그고 몸을 따뜻하게 할 것, 욕조 안에서 발가락과 발목을 마사지할 것, 양쪽 어깨를 최대한 뒤로 젖혀 양쪽 어깨뼈가 붙을 정도로 스트레칭 할 것, 목욕으로 자율신경을 조절하여 몸을 편안하게 만들고 몸이 따뜻할 때 이불 속으로 들어갈 것을 권했다.

가장 감동적이었던 것은 '기(氣)'에 대한 설명으로, 소극적이고 수동적으로 감동 없는 인생을 살 것인지, 아니면 적극적이고 능동적으로 주변 사람들에게 감사하며 감동적인 인생을 살 것인지 생각하게 되었고, 의욕적이고 여유 있는 일상이 결국 육모에도 도움이 된다는 사실을 알게 되었다.

체험자의 목소리 19 한 번만 상담 받으러 와라

(31세 여성, 사무원)

탈모가 신경 쓰이기 시작하면서 치료할 곳을 여기저기 알아보았지만, 내 주변에서는 찾을 수가 없어 발육사 클리닉센터로 이메일 상담을 신청했다. 증상에 대해 여러 가지 묻더니 집에서 기본적인 처치를 하면서 메일이나 전화로 치료를 받고 있는 사람도 있지만, 가능하면 한 번만 클리닉을 방문하여 실제 증상과 체질을 검사받고 집에서 관리하는 게 좋을 것 같다고 했다. 그래서 회사 일도 보고 검사도 받을 겸 신칸센을 타고 클리닉을 다녀왔다.

선생님이 나의 외모만 보고 체질과 성격을 정확히 알아맞히는 바람에 깜짝 놀랐다. 테스트 시술을 마친 후 집에서 혼자 할 수 있는 육모 프로그램에 대한 설명이 있었으며, 육모 치료는 단지 효과 있는 육모제를 쓰는 것만이 아닌, 그 사람의 생활에 따른 치료와 양생법, 주의사항을 계획하지 않으면 성공할 수 없다고 했다. 반드시 욕조에 몸을 담글 것, 몸을 따뜻하게 하여 편안하게 할 것, 그냥 샴푸만 하는 것이 아니라 두피와 모공을 잘 씻고 기와 피의 흐름을 좋게 한다는 생각으로 마사지해야 한다며, 육모라기보다 일상생활에서의 주의사항에 대해서도 조언해 주셨다.

그리고 사람은 익숙해지면 중간중간 치료를 생략하고 자기방식대로 하거나 주의사항을 깜박하기 쉬우므로 정기적으로 메일을 보내겠다고 했다. 비록 교통비는 많이 들었지만 직접 가서 상담받아보기를 잘했다는 생각이 들었다. 선생님 말씀대로 효과가 안 나타나는 3개월은 힘들었지만, 점차 머리카락이 튼튼해지고 볼륨이 살아났다. 지금도 선생님과 메일을 주고받고 있다.

체험자의 목소리 20 메일로 야단맞았다

(27세 여성, 강사)

사람들 앞에서 말을 많이 하는 직업이라 외모에 신경을 쓰는 편이었는데, 최근 들어 머리숱이 적어졌다. 이대로 가다가는 더는 감출 수 없을 것 같다는 생각에 몇 군데 전문가들에게 상담 메일을 보냈다.

하나같이 비슷한 내용의 답장들이 왔는데, 그중 한 통에만 전문적인 내용이 눈에 띄어 그동안 궁금했던 것을 적어 다시 메일로 보냈다. 그런데 "나는 메일로 하는 상담이라도 고민하고 있을 사람을 진심으로 걱정하며 답장을 하고 있으며, 자신이 쓴 내용의 책임을 지기 위해 서명을 하고 있다. 당신도 진심으로 탈모를 개선하고 싶다면 이름을 적어 달라. 그게 예의라고 생각한다."며 야단을 맞은 나는 이 사람을 한번 만나 보고 싶은 마음에 일부러 오사카까지 찾아갔다.

만나 보니 온화한 모습의 선생님이었지만, 나의 외모만 보고 체질과 머리 상태, 성격과 정신상태까지 꿰뚫어 보는 바람에 깜짝 놀랐다. 샴푸를 사용함에 있어서 무의식적으로 사용하는 것과 육모 환경을 치유하기 위해 혈류를 좋게 하고 두피와 모공의 긴장이 완화되도록 의식적으로 사용하는 것과는 효과가 크게 다르다는 것을 알았고, 단순히 육모제의 효과로 좋아진다기보다 치유하고 낫게 하는 것은 자신의 몸과 마음가짐이 중요하며, 육모제는 그 보조만 할 뿐이라고 자각하고 치료를 하는 것과는 효과가 다르다는 것 또한 알게 되었다.

요즘같이 새로운 물건이 넘쳐나고 수많은 치유법과 약이 만들어지는 세상이라 해도 약으로는 낫기 어려운 질환이 많은데, 그것을 개선하기 위해서는 '마음'과 '기'를 어떻게 갖느냐가 중요하다고 하셨고, 지금도 치료를 계속하며 메일로 여러 가지를 배우고 있다.

체험자의 목소리 21 약효성분만 쫓다가 실패

(32세 남성, 약사)

약사라는 직업의 성격상 자신의 박모를 치료하기 위해 인터넷 육모 사이트에서 팔리고 있는 제품 중 효과가 있다고 알려진 제품의 성분을 조사해 보았다. 결론적으로는 대부분 제품은 근거가 희박한 원료를 "잘 낫고, 놀라운 성분"이라며 선전한다는 것을 알게 되었다.

혹시나 성분에 관한 질문이라도 하게 되면 무시당하거나 모호한 답변이 돌아오기 일쑤였고, 누구누구 박사가 썼다는 내용의 문서를 보내오는 식의 대응을 보였다. 일부 박사학위를 가진 사람들이 제품을 팔기 위한 제조회사의 의뢰를 받고 책을 써 주는 경우가 많다는 것을 알고 있었기 때문에, 그런 내용 외에 실제 효과가 있었던 치료

경험 사례를 요구하자 그럴듯한 내용을 보내왔다. 어쩔 수 없이 스스로 약제를 조사하여 내 탈모에 시험해 봤지만, 이론적으로는 틀림없이 효과가 있을 터인데 임상적으로는 그 효과가 나타나지 않았다.

시험 삼아 발육사 클리닉센터를 방문하여 이런 사항들에 관한 질문을 하자, 약이나 약제가 듣는다는 것이 어떤 것인지에 대해 설명해 주었다. 약사인 나는 그동안 약은 듣는다는 조건으로 인식하고 취급하고 있었는데, 약이 들을 수 있는 조건을 만들어야 한다는 것과 만성적인 질환에는 '치료법'만으로는 한계가 있기 때문에 '처치법'과 '양생법'을 병행한 종합적인 치료가 필요하며, 탈모를 개선하는 데 있어서도 그런 종합적인 치료계획을 세우지 않으면 안 된다는 것을 알게 되었다.

또한, 약사라면 적어도 병을 치료한다는 것과 사람을 치료한다는 것의 차이 정도는 공부했으면 좋겠다는 말을 들었다. 완패!

체험자의 목소리 22 탈모로 우울증이 생겼다

(34세 여성, 회사원)

탈모로 인해 육모 살롱에 다니며 총 300만 엔에 가까운 돈을 썼지만, 좋아지기는커녕 나빠지기만 했다. 더 이상의 저금도 남지 않았고 우울증에 걸린 나를 보고 주변 사람들은 위로해 주었지만, 그 어떠한 말도 위로가 안 되고 홀로 어두운 나날을 보내고 있었다.

그래도 포기할 수 없어 수많은 육모 사이트에 현재 자신의 상태를 적어 메일로 보내 봤지만, 대부분 사이트에서는 제품을 팔기 위한 내용의 답장들뿐이었다. 단 한 곳, 발육사 클리닉센터에서는 한번 직접 와서 얘기를 들어 보는 것이 어떻겠냐며 나와 똑같은 입장이었던 사람이 지금은 밝은 인생을 보내고 있다는 내용의 답장을 보내왔다.

지금까지 육모 살롱에서 겪었던 안 좋은 추억을 떠올리며 상담을 받으러 갔는데, 선생님은 나의 외모만 보고 "탈모로 인해 우울증이 생긴 것이 아니라 우울증이 있어서 탈모가 되었다, 당신은 우울증이 아니라 기·혈·수의 균형이 심하게 어긋난 것이며, 그로 인해 탈모가 되었다."고 했다. 원기의 근원과 건강과 원기의 차이 즉, 원기가 부족하면 우울증 성향을 보이게 되며 탈모도 낫기 어렵다고 했다.

마음과 몸의 긴장과 완화, 교감신경과 부교감신경, 마음과 몸의 균형 등 여러 가지 이야기를 들으며 시술을 받고 나니, 머리가 개운하고 몸도 가벼워졌다. 시술 후 밝아진 나의 안색과 표정을 거울로 보여 주며 "거봐요, 우울증 아니죠?"라고 했다. 그 후, 난 거짓말처럼 좋아졌다.

체험자의 목소리 23 아토피 체질의 탈모

(28세 여성, 접수안내원)

얼굴과 겉으로 보이는 곳에 생긴 아토피는 병원 약으로 진정시키고 있었지만, 탈모는 다양한 시도를 해보았음에도 불구하고 효과가 없거나 더 심해지고 전혀 좋아지지 않았다.

그래서 발육사 클리닉센터 선생님에게 상담을 해보니 병원치료와 함께 우선 샴푸부터 바꿔 보자고 하며, 특수한 샴푸와 이오너스 효리워터 음이온조정액을 3배로 희석하여 두피와 모발을 부드럽게 샴푸 하는 방법을 가르쳐 주었고, 집에서도 그렇게 관리하기로 했다.

지금까지 써온 샴푸보다 신통치는 않았지만, 컨디셔너를 사용하지 않아도 그럭저럭 참을 수 있었다(트리트먼트와 컨디셔너는 중지하라고 했기에). 7일 정도 사용해 봐도 아무런 효과가 없자, 샴푸는 계속 사용하되 샴푸만으로는 머리카락 끝이 엉키니 컨디셔너 대신 아미노산 로션을 귀밑 아랫부분에만 바르라고 하여 한 달 정도 그렇게 했다. 그러자 머리카락에 탄력이 생기고 볼륨이 되살아나 머릿결이 한결 좋아졌다.

상태에 따라 기·혈·수의 흐름을 좋게 하는 부드러운 마사지를 병행한 치료를 받으며 두피 관리를 하였고, 육모제 또한 무알코올로 농도가 약한 것부터 시작해 두피 상태를 봐 가며 시술받았다. 그 결과, 현재 모발상태는 회복되었고 머릿결과 머리카락 색까지 달라졌다. 아토피 환자도 이오너스 효리워터 음이온조정액을 사용하면 그 효과를 크게 볼 수 있을 것 같다.

체험자의 목소리 24 **머리 냄새를 지적받고 얼굴이 빨개졌다**

(28세 여성, 음식업)

어느 날 친구로부터 머리에서 기름 냄새가 난다는 지적을 받고 창

피했다. 그때부터 신경이 쓰여 이것저것 샴푸를 바꾸어 보았고, 어느 정도는 샴푸향으로 숨길 수 있었지만 그래도 냄새가 남아 혹시 무슨 병은 아닐지 걱정되어 발육사 클리닉센터를 찾아가게 되었다.

  선생님은 샴푸를 매일 하느냐고 물었고, 그렇다고 하자 샴푸를 자주 해서 두피의 방어력과 방어기능이 약해져 상재균(常在菌)이 이상적으로 번식하고 있다고 했다. 머리에서 냄새가 나는 것은 불결해서가 아니라 오히려 청결하기 때문이라며 웃으며 설명해 주셨다. 샴푸를 매일 하는 것은 좋지만, 두피에 필요한 피지와 각질까지 벗겨져 방어력이 떨어지면서 생긴 증상이라고 했다. 선생님은 금방 좋아질 거라며 치료법을 알려 주셨다.

  머리에서 기름 냄새가 나는 것은 여드름균과 같은 종류의 균이 번식하고 있기 때문이며, 그 밖에도 이스트균이 번식하면 쉰 냄새가 나고, 웰치균이 번식하면 대변 같은 냄새가 난다고 했다. 주변 사람들이 내 머리에서 기름 냄새가 나는데도 배려하는 마음에 내색하지 못했다는 사실을 알고 부끄러워졌다.

  모공 주변이 각화(角化)되지 않고 상재균의 번식을 막아 주는 두피 환경을 고려한 두피 제품으로 샴푸 하면서 냄새는 금방 없어졌고, 불그스름했던 두피도 하얗게 변했으며, 머릿결도 좋아졌다. 그래서 두피 제품과 두피용 샴푸는 계속 사용하고 있다.

PART 5

실패하지 않는 육모 실천 편

- 필요한 제품, 샴푸, 마사지 등

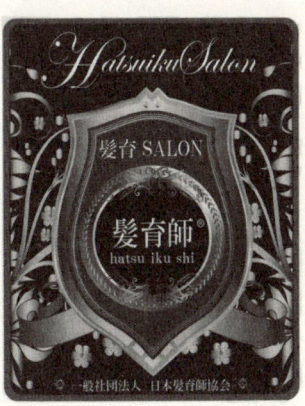

어떻게 실천할 것인가

제품과 기술만으로는 탈모가 낫기 어렵다는 것은 수많은 사람이 경험해 온 사실입니다. 이 때문에 육모에 실패한 사람을 비롯해 육모를 시작하려는 사람은 실패하지 않도록 이 실천 편만이라도 읽고 꼭 참고해 주시기 바랍니다.

생활습관으로부터 비롯되는 병과 마찬가지로, 육모 또한 그 사람의 생활 전반을 생각하여 종합적인 치료방법을 계획할 필요가 있습니다. '효과 있는 육모제를 바른다 낫는다'와 같은 간단한 방법으로 나을 수 있을 것이라는 막연한 꿈은 버려야 합니다.

"적을 알고 나를 알면 백전백승"이라는 말이 있듯이 우선 자신의 체질과 한계, 치료법, 양생법을 파악하여 '자신의 탈모에 필요한 치료법'을 계획해야 합니다.

- 자신에게 알맞은 사용법, 사용량과 횟수
- 두피 마사지 방법
- 개선을 위한 양생법
- 지켜야 할 주의사항

위의 사항을 숙지한 후 치료를 시작합시다. 육모에 성공하기 위해 다음 항목의 실천 1~11을 참고하여 계획해 주시길 바랍니다.

【실천 1】 어떤 제품이 필요할까?

제품에는 특정한 목적이 있습니다. 육모에 필요한 제품은 반드시 증상에 맞게 처방된 제품이어야 합니다. 그리고 증상의 진행 정도에 따라 예방을 목적으로 하는 제품인지, 아니면 개선을 목적으로 하는 제품인지를 선택해야 합니다. 다음은 제품선택에 필요한 사항입니다.

- 효과가 높은 제품이라면 할인판매는 하지 않을 것이다.
- 효과가 높은 원료는 고가다.
- 같은 품명의 원료라도 그 효과에 따라 10~50배의 가격 차이가 있다.
- 효과를 기대할 수 있을 만큼의 양을 배합하고 있는 제품인가?
- 성분이나 원료의 효과와 그것을 배합하고 있는 제품의 효과가 반드시 같을 수는 없다.
- 효과를 높이는 처방구성인가?(잘 듣는 성분만을 모아 비전문가가 만든 제품들도 많다)
- 사용법과 사용량, 사용횟수에 따라 효과는 크게 다르다(비록 플러스 요인이 많다고 해도 그것이 오히려 득보다 손이 될 수도 있다).
- 제품의 효과보다 치료에 따른 효과가 개선될 확률은 높다.
- 증상 개선에 필요하지 않은 제품, 사용해서는 안 되는 제품을 알아 둔다.
- 고가에 효과를 기대할 수 있는 제품은 있지만, 저가에 효과를 기대할 수 있는 제품은 극히 드물다.
- 저렴한 제품에 고가의 성분이 효과를 발휘할 만큼 충분히 배합되어 있을 리가 없다.

【실천 2】 우선 샴푸를 바꾼다

샴푸는 향료와 용기 디자인, 샴푸 후의 감촉이 좋으면 잘 팔리기 때문에 제조업체들은 여성들이 좋아할 만한 샴푸를 연구하고 판매하고 있습니다. 하지만 과연 탈모나 가는 모발로 고민하는 여성들이 그런 샴푸를 써도 괜찮을까요? 몇 번이나 말하지만, 탈모와 가는 모발의 원인의 하나가 샴푸이며, 그 이유는 다음과 같습니다.

- 샴푸의 주원료는 계면활성제로 잔류 되면 탈모와 가는 모발의 원인이 된다.
- 감촉을 우선시하기 때문에 결과적으로 머리에 잔류물이 남아 감촉을 좋게 한다.

만약, 탈모와 가는 모발이 신경 쓰이거나 그렇게 되기 쉬운 체질이라면 예방할 수 있는 샴푸를 선택하는 것부터 시작합시다.

대부분 사람이 샴푸를 사용하고 있지만, 샴푸로 인해 탈모나 가는 모발이 되는 사람은 한정적이며 그런 사람들 대부분은 체질적으로 약하거나 방어력이 저하된 사람들입니다. 이 때문에 샴푸로 인해 서서히 육모 환경이 악화하여 탈모와 가는 모발이 되는 것임에도 불구하고, 그들은 하나같이 그 원인이 샴푸라는 것은 생각지도 못하고 있습니다.

오랫동안 풍부하고 아름다운 모발을 유지하기 위해서는 자신의 체질에 적합한 샴푸를 고르는 것과 사용법, 사용횟수를 지켜야 합니다. 가능하면 '탈모와 가는 모발 예방에 좋은 두피용 샴푸'로 바꿔 사용할 것을 추천합니다.

【실천 3】 탈모가 되지 않는 샴푸 법

결론부터 말하자면, 실제로 탈모와 가는 모발을 개선하는 샴푸 법을 두피 전문가로부터 배워서 그것을 가정에서 실천하는 것이 가장 좋습니다. 저희 발육사 클리닉센터에서는 '탈모와 가는 모발의 예방이나 개선을 위한 샴푸 법'과 '두피와 모공의 육모 환경을 유지하고 개선하는 샴푸 법'을 알려 주고 실제로 체험하게 하며, 구체적인 샴푸 법에 대한 자료를 나눠 주고 있습니다.

[탈모 예방을 위한 샴푸 법]

① 예비감기: 머리카락뿐만 아니라 이오너스 효리워터 음이온조정액을 두피에 골고루 뿌린 후 따뜻한 물로 씻어 낸다.
② 적량의 샴푸를 손에 덜어 이오너스 효리워터 음이온조정액을 혼합한 후 거품을 내고 그것을 머리에 바른 뒤 다시 한 번 거품을 낸다.
③ 그 거품을 전체로 넓혀 가며 감는다.
④ 두피와 모공을 씻어 내는 느낌으로 손가락 끝이 두피에 닿을 수 있도록 하여 마사지하듯 감는다.
⑤ 머리카락이 시작되는 부분, 이마 부분, 귀 옆 부분, 목덜미 부분을 꼼꼼히 씻는다.
⑥ 물살이 강한 샤워기를 이용해 따뜻한 물로 샴푸를 씻어 낸다.

⑦ 다시 한 번 두피와 모공을 이오너스 효리워터 음이온조정액으로 씻어 낸다.

⑧ 가능하면 린스와 트리트먼트는 사용하지 않는다(사용한다면 육모용으로).

⑨ 헤어드라이어로 말린다(손상이 심한 모발일수록 촉촉함을 약간 남겨둔다).

[샴푸할 때의 주의 사항]

매일 샴푸의 미세한 잔류물이 두피에 축적되면서 서서히 탈모가 되어 갑니다. 이것을 방지하기 위해서는 반드시 이오너스 효리워터 음이온조정액을 샴푸 전 두피에 골고루 뿌려 주어야 합니다.

① 샴푸의 양은 필요 최소량만 사용하는 것이 기본이다.

② 쉽게 잔류되지 않게끔 처방된 샴푸를 선택한다.

③ 머리카락뿐만 아니라 두피와 모공도 꼼꼼히 헹군다.

④ 두피 상태에 따라 2~3일에 한 번씩 감도록 한다.

⑤ 매일 샴푸를 한다면 두피에 부담을 주지 않는 샴푸를 선택한다.

⑥ 탈모가 신경이 쓰이면 탈모 예방을 위한 두피용 샴푸를 사용한다.

[소문이나 미신을 믿지 마라]

① 피지를 제거하지 않는다고 해서 탈모가 되는 것은 아니다. 지나치게 벗겨 내거나 자주 씻어서 탈모가 되는 것이다.

② 매일 감고 있다면 모공이 막히는 일은 없다.

③ 두피나 모발에서 냄새가 나는 것은 더러워서가 아니라 두피 환

경이 안 좋기 때문이다.

④ 컨디셔너를 사용하기보다는 머릿결을 좋게 하는 샴푸를 선택한다.

⑤ 요즘은 에어컨디셔너 시설이 완비되어 있기 때문에 모발이나 두피가 더러워질 리가 없다. 선전으로 인해 무의식적으로 '깨끗하게 씻어야 한다.'는 청결 증후군이 오히려 탈모와 가는 모발의 원인이 되고 있다.

【실천 4】 탈모 예방을 위해서는 우선 두피 회복부터

우리 몸은 생명유지를 우선시하며 항상성을 유지하기 위해 생명유지에 중요한 기관부터 영양을 공급합니다. 그러므로 말단 부분인 머리카락으로 공급되는 영양은 몸의 균형이 무너지면 가장 먼저 공급이 중단됩니다.

신체의 건강과 항상성을 유지하고 있는 기(氣)·혈(血)·수(水)도 스트레스가 지속되면 '기의 배분'이나 '혈액의 배분'이 모근에 영향을 주어, 털을 자라게 하는 속도나 세포분열에 영향을 끼쳐 탈모와 가는 모발을 초래합니다.

탈모와 가는 모발이 되지 않기 위해 두피 회복을 위한 치료가 필요한데, 이는 일단 탈모와 가는 모발이 되면 자연적으로 회복되지 않기 때문입니다. 탈모는 다음과 같이, 우선하여 해가 되는 것을 줄여야 합니다.

① 샴푸는 두피 환경을 좋게 하는 두피용 샴푸로 바꾼다.

② 트리트먼트나 컨디셔너, 헤어케어 제품은 사용하지 않는다.

이후에 두피 회복을 위한 치료를 합니다.

① 두피마사지: 샴푸도 두피를 마사지하듯 감는다.

② 두피와 모공의 긴장을 완화하는 두피마사지와 기(氣)·혈(血)·수(水)의 흐름을 좋게 하는 마사지를 한다.

③ 염증과 같은 두피에 이상이 있다면 그것을 개선하는 치료를 한다.

④ 두피가 노화되고 모공이 위축되어 있다면, 이오너스 효리워터 음이온조정액으로 치료하여 두피를 회복시킨다.

【실천 5】 두피 마사지의 필요성

두피 마사지는 다음과 같은 목적을 위한 것입니다.

① 기·혈·수의 흐름을 좋게 한다

② 두피와 모공의 긴장 완화

③ 흥분상태, 피 쏠림, 부종 개선

④ 교감신경과 부교감신경의 지배교대(支配交代)

⑤ 육모제 효과의 지속시간 유지

두피 마사지는 경혈을 눌러 가며 마사지하지만, 이때 중요한 것은 긴장이나 뭉침을 완화하는 이미지와 기(氣)·혈(血)·수(水)의 흐름을 부드럽게 하는 이미지를 연상하면서 하는 것입니다.

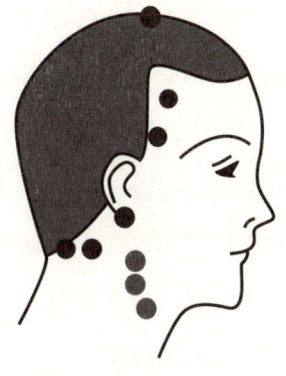

우리는 손가락으로 섬세한 일을 하거나, 걷거나 뛰는 등의 운동으로 인해 혈액순환이나 기·혈·수의 흐름을 부드럽게 유지하도록 만들어져 있습니다. 따라서 좀처럼 걷지 않거나 몸을 움직이지 않고 가만히 앉아 일하는 것이 스트레스가 되는 것입니다.

【실천 6】 육모제, 그렇게 사용하면 효과 없다

우리 몸은 이물질을 받아들이지 않고 배제하는 구조로 되어 있습니다. 따라서 '육모제를 바르면 낫는다'는 안이한 생각은 하지 않는 것이 좋습니다.

[육모제가 듣지 않는 이유]

① 육모제의 긍정적인 효과보다 탈모가 되는 부정적인 요소가 많다.

② 육모제를 받아들일 수 있는 두피 상태가 아니다.

③ 예방목적으로 처방된 육모제를 사용하고 있다.

④ 사용량과 사용 횟수가 적절치 못하다.

⑤ 효과가 눈에 보일 때까지 지속해서 사용하지 않는다.

⑥ 탈모가 되는 여러 가지 원인에 대처하고 있지 않거나, 대처가 미흡하다.

염증이 심하고 습기가 많은 두피나, 두피를 보호하고 보수할 필요가 있는 증상에는 육모제가 거의 듣지 않습니다. 얼굴 손질에 비유하자면 약간의 피부 거침이라면 화장수만으로도 충분하지만, 피부가 심하게 거칠거나 노화된 피부라면 보호하고 보수하는 크림이 필요합니다.

이와 마찬가지로, 염증과 같이 두피에 이상이 생기거나 모공이 위축되었을 경우에는 육모제만으로는 부족하고 그것을 개선하는 제품이 필요합니다. 두피의 상태나 진행 정도에 따라 육모제가 듣지 않는 경우도 있습니다.

【실천 7】 육모에는 미발(美髮)도 필요하다

얼굴이 예뻐도 탈모라면 균형이 맞지 않아 보이고, 탈모로 인해 모발이 손상되어 있으면 위화감이 느껴집니다. 흔히 얼굴이 그림이라면 머리는 액자로 비유되어 아무리 그림(얼굴)이 좋아도 액자(머리)가 볼품없다면 모처럼 훌륭한 작품도 빛을 발하지 못합니다.

[탈모를 위한 미발]

① 머리에 윤기가 나게 한다.
② 볼륨이 사는 스타일링 제품을 사용한다.
③ 퇴색되기 쉬운 염색은 피한다.

하지만 다음과 같은 주의가 필요합니다. 윤기를 나게 하거나 볼륨을 살아나게 하는 스타일링제를 선택할 때 탈모가 진행되지 않도록 배려된 제품을 선택해야 합니다. 육모를 연구하는 제가 미용사로부터 "육모의 성과는 수개월이 지나야 알 수 있다. 하지만 손님이 바라는 것은 '지금 어떻게 할 것인가?'이기 때문에 육모에도 좋은 미발제를 만들어 주었으면 좋겠다."는 요청을 받고, 탈모인 사람도 사용할 수 있는 전문가용 미발제 시스템을 개발한 것입니다.

반드시 탈모를 진행하게 하지 않는 미발제를 선택할 것을 권유합니다.

【실천 8】 탈모인 사람의 헤어드라이어 선택과 사용법

우리는 흔히 대부분의 사람이 헤어드라이어를 사용하고 있다고 생각하지만, 머리가 짧은 남성이나 여성 중에는 샴푸 후에 자연건조를 하는 사람이 많습니다. 하지만 탈모가 신경 쓰여 개선하고 싶다면 반드시 헤어드라이어를 사용하도록 합시다.

샴푸 후 모발이나 두피로부터 수분이 증발될 때 기화열로 인해 두피 온도가 떨어지면 혈관은 체온을 뺏기지 않으려고 수축하기 때문에 일시적이지만 모근의 육모 환경은 악화하게 됩니다. 원래 두피 온도는 체온보다 낮은 데다 두피나 모발이 자연 건조되는 동안 기화열로 체온을 뺏기면서 두피 온도는 더욱 낮아지게 됩니다.

이 때문에 육모를 위해서라도 샴푸 후 모발이나 두피는 헤어드라이어로 건조할 것을 권장합니다.

다만, 헤어드라이어로 건조하더라도 이미 손상된 모발이라면 그 정도에 따라 습기를 조금 남겨두고 자연건조 시킨다면 모발의 손상을 줄일 수 있을 것입니다. 모발이 손상되고 큐티클이 벗겨진 상태의 보호와 보습에는 '서멀프로테인'의 아미노산 로션을 바른 뒤 헤어드라이어로 건조하면 좋습니다.

【실천 9】 효과적인 두피보호용 모자(캡)

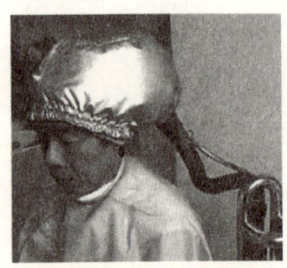

사람에 따라 차이가 있지만, 체온보다 두피는 1~3도나 낮습니다. 두피와 모공이 긴장하고 있는 데다 온도까지 낮다면 혈류가 억제되는 정도도 그만큼 커집니다. 그런 사람은 치료할 때 보조 효과를 기대할 수 있는 '두피용 캡'을 사용하면 좋습니다. 두피용 캡의 효과는 다음과 같습니다.

① 밀폐 효과에 의해 두피 온도를 0.5~1도 정도 높여 혈류를 촉진한다.

② 육모제의 흡수를 도와준다.

③ 미발효과: 모발 내부로 보습 성분을 침투시킨다.

④ 안정효과: 두피와 모공의 긴장을 완화해 안정시킨다.

위의 사진은 전문가들이 사용하는 온열식 캡으로, 가정에서 쓴다면 샤워용 모자도 괜찮지만, 적외선 반사 캡이 더 효과적입니다.

샴푸 전에 머리 손질을 하고 샴푸 후에 육모제를 발라 마사지한 다음, 캡을 쓰고 5~10분 정도 기다립니다. 단, 두피에 염증이 있거나 피부가 상기되어 있을 때, 여름같이 더운 시기에는 되도록 캡의 사용을 삼가거나 사용할 경우에는 주의를 기울여야 합니다.

【실천 10】 입욕 건강법, 입욕 육모법

신경을 집중하는 일이나 인간관계에서 오는 긴장감과 같은 것들은 일이 끝난 뒤에도 교감신경의 지배가 지속되기 때문에, 우리 몸의 육모 환경은 이미 여유를 갖고 모발을 성장시킬 수 있는 상태가 아닙니다. 이러한 긴장상태를 해소하고 신경을 안정시키기 위해서는 '입욕'이 가장 좋습니다.

탈모를 상담하러 오는 대부분 사람은 입욕하지 않고, 샤워로만 끝낸다고 합니다. 하지만 입욕하지 않으면 몸이 쉽게 차가워집니다(여성은 물론이며, 수족냉증이 있지만 자각하지 못하는 남성도 많습니다).

반드시 욕조에 들어가 몸을 데우고 혈관을 확장해 몸 구석구석까지 혈액이 잘 순환되도록 해야 합니다. 또한, 몸만 담그는 것이 아니라 발가락과 두피를 마사지하거나 몸 전체를 앞으로 구부렸다가 뒤로 젖히고, 양팔을 머리 뒤에서 맞잡거나 팔꿈치를 최대한 뒤로 돌리는 등 평소의 자세와 반대로 움직여 근육을 완화해, 기·혈·수의 흐름을 좋게 합니다. 이런 생활을 매일 습관화한다면, 풍부하고 건강한 모발을 유지하는 데 도움을 줍니다.

긴장이 지속하거나 피로가 축적되어 원기가 부족하게 되면 무슨 일에나 집중력·순발력·지속력이 떨어지고, 그 결과 머리카락을 성장시키는 여력이 부족해집니다.

【실천 11】 육모 촉진기구는 양날의 칼

　탈모의 개선 확률을 높이기 위해 여러 가지 보조기구가 사용되고 있지만, 이들은 사용에 따라 득이 되기도 하고 실이 되기도 하는 양날의 칼입니다. 따라서 사용법을 지킬 뿐만 아니라 자신의 체질과 특이성에 적합한지 충분히 검토한 후에 구매하거나 사용해야 합니다.

　피부는 외부로부터 이물질이 침투하는 것을 막고 방어하는 역할을 하므로 육모제와 같은 것은 아주 소량만 피부에 스미게 됩니다. 즉, 실제 육모제의 작용과 효과가 약하다는 것입니다. 이에 따라 효과도 늦게 나타나기 때문에 고주파, 저주파나 초음파 기구를 사용하여 일시적으로 침투를 촉진하는 치료법이 시행되고 있습니다.

　이러한 치료법은 이론적으로는 일시적인 효과를 기대할 수 있지만, 몸의 항상성이 불안정해지므로 지속해서 사용하면 좋지 않습니다. 육모 살롱에서 촉진기구를 구매해 사용해 봤지만, 효과에 의문이 생기거나 맞지 않아 사용을 중단한 사람도 많습니다.

　하지만 촉진기구가 반드시 나쁜 것만은 아닙니다. 체질과 증상을 파악하여 사용법과 사용시간, 중단할 시기를 정한 후 사용한다면 효과는 높다고 합니다(특히 원형탈모증이 있는 시기에는 유효하다).

머리카락을 잃지 않고 회복시키기 위한 주의 사항

복합적인 원인에 의해 발견되고 진행되는 탈모는 치료법이나 처치법만으로는 좋아지지 않습니다. 실패하고 싶지 않다면,

1. "치료법": 필요한 경우에는 약제를 사용하거나 고기능성 제품을 사용한다.
2. "처치법": 샴푸나 육모제를 사용한다.
3. "양생법": 어떤 생활을 할 것인가, 어떤 환경을 만들 것인가.

이 세 가지가 필요하며, 약이나 제품의 효과에만 의지하는 육모는 성공할 확률이 낮습니다. 육모에 성공하기 위해서는 일상생활에서 어떻게 주의를 기울일 것인가를 알아 두어 야 하며, 이를 실천하는 것이 중요합니다.

그다지 중요하지 않다고 생각하기 쉬운 주의사항들이 실은 육모에 성공하는 열쇠가 된다고 해도 과언이 아닙니다. 다음 주의사항 1~8은 40년에 걸쳐 상담과 시술을 하면서 완치된 사람과 완치되지 않은 많은 사람의 체험을 분석하고 편집한 주의사항으로, 이를 참고로 내담자들에게 필요한 주의사항을 골라 조언해 주고 있습니다. 본인이 육모에 실패했거나 혹은 육모에 성공하고 싶다면 반드시 읽어 주시기 바랍니다.

【주의사항 1】 좋고 싫음은 실패의 원인

'이 샴푸는 냄새가 싫다.', '이 육모제는 끈적거려서 싫다.', '트리

트먼트를 사용하고 있다.' 이렇게 좋고 싫음이 분명한 사람일수록 육모에 성공하기 어렵습니다.

치료나 개선을 목적으로 처방된 제품은 사용하는 사람의 기호를 우선하지 않습니다. 하지만 일반적으로 시판되는 제품들은 냄새와 감촉, 용기 디자인 등에 신경 쓰며 소비자의 마음을 끌기 위해 애쓰고 있습니다. 과자를 예로 들었을 때, 건강을 우선으로 한 과자가 달고 맛있는 일반적인 과자에 비해 맛이 없는 것은 당연합니다. 샴푸도 마찬가지입니다.

"당신은 탈모를 회복시키고 싶습니까? 그렇지 않으면 그저 모발이 예쁘게 보였으면 좋겠습니까?"

탈모를 회복시키고 싶다면 어느 정도의 인내가 필요합니다. 저희도 가능한 냄새와 감촉이 좋고 육모 효과도 높은 약제를 찾아다니며 고르고 있습니다. 또 한 가지, 의사에게 몇 가지 약을 처방받았으나 자신의 판단이나 좋고 싫음이 분명한 탓에 먹기를 꺼린 약이 있다면, 의사는 그 약을 듣지 않는 것으로 판단하고 더욱 강한 약을 쓰게 되는 경우도 있습니다.

중요한 것은 자신의 판단과 좋고 싫음으로 인해 의사는 더욱 강한 약을 쓰게 되고 그 약이 오히려 득보다는 실이 될 수도 있다는 것입니다.

상담사는 당신의 탈모 개선을 위해 노력하고 있습니다. 그러므로 빠른 탈모 치료를 원한다면 '치료법대로 치료합시다'!

【주의사항 2】 자신만의 방법이나 치료 생략은 금물

치료 및 사용법, 사용횟수와 사용량, 주의사항 등에 대해 자세하게 배웠음에도 불구하고 마음대로 판단하거나 생략하게 되면 효과에 바로 차이가 생깁니다.

① 잘못된 사용횟수와 한 번에 사용하는 양.

- 샴푸를 거품이 풍성하도록 많이 쓴다.
- 육모제를 조금씩 쓴다(조금씩만 사용하면 잘 듣지도 않고 효과도 좀처럼 나타나지 않는다).
- 육모제를 신경 쓰이는 부위에만 바른다(머리 윗부분 전체와 머리카락이 시작되는 부분 전체에 사용하는 것이 기본).
- 육모제를 샴푸 후에만 쓴다(육모제는 사용 횟수를 늘리고 적어도 아침과 저녁 두 번은 사용해야 한다).

② 치료에 사용하는 제품을 자신이 좋아하는 제품으로 바꿔서는 안 된다.

샴푸 냄새나 감촉이 싫다고 자신이 좋아하는 샴푸로 바꿔 사용하는 사람이 있다. 하지만 육모 치료에서 샴푸는 가장 중요한 역할을 하므로 마음대로 바꿔서는 안 된다.

③ 두피 마사지를 해야 한다.

육모제가 잘 듣게 하기 위해서는 두피 마사지가 필요하며, 육모 환경을 좋게 하기 위해서는 기·혈·수의 흐름을 좋게 할 필요가 있다. 늘 일에 시달리는 신경을 안정시키고 두피와 모공의 긴장을 완화해 새로운 혈액이 말단까지 순환될 수 있도록 마사지를 해주어야 한다.

【주의사항 3】 잘 듣는 시기와 잘 듣지 않는 시기의 흐름이 있다

치료를 시작하면 오른쪽 그림의 선 A와 같이 바로 상승곡선을 타고 지속해서 효과가 나타난다고 생각하기 쉽지만 실제로 나타나는 효과는 다음과 같습니다.

선 BA처럼 효과가 빨리 나타나고 같은 증상이라도 단기간에 호전되는 사람도 있습니다. 선 B처럼 초기 증상이라도 2~4개월 후에 효과를 느낄 수 있습니다.

선 C처럼 이미 진행된 증상은 치료를 시작해도 그 증상이 당분간 지속하는 경우가 많습니다. 하지만 좀 더 참고 진행하면 마침내 상향곡선을 그리게 됩니다. 또한, 잘못된 치료, 과잉치료로 후유증이 생길지라도 선 C와 같은 상향곡선을 그리게 되며, 개선되고 난 후 비로소 육모 치료로 옮겨 갑니다.

하루, 한 달, 일 년 중에는 '치유되는 주기'가 있습니다. '잘 듣는 시기와 듣지 않는 시기'를 몰라 효과가 없다고 치료를 중단해 버리는 사람도 많습니다. 또한, 남성형 탈모증에도 듣는 시기와 치료를 하는데도 증상이 조금씩 진행되는 시기처럼 치유되는 주기가 있습니다. 견디고 계속하다 보면, 잘 듣지 않는 주기의 간격은 점차 줄어들고 효과가 안정적으로 나타납니다.

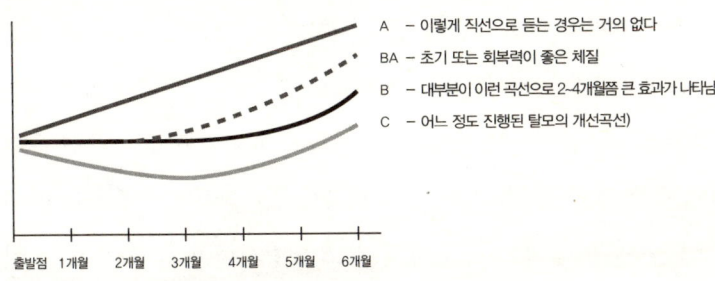

A – 이렇게 직선으로 듣는 경우는 거의 없다
BA – 초기 또는 회복력이 좋은 체질
B – 대부분이 이런 곡선으로 2-4개월쯤 큰 효과가 나타남
C – 어느 정도 진행된 탈모의 개선곡선

【주의사항 4】 적량(適量)의 중요성

'적량'이라는 표현은 애매하지만, 이것의 의미를 정확하게 이해하고 자신에게 맞는 양을 아는 것이 중요합니다. 의약품에는 '성인ㅇㅇ량'이라고 적혀 있지만, 사람에 따라 50kg인 사람과 90kg인 사람이 있기 때문에 엄밀하게 '복용량/체중 1kg'으로 표기하기도 합니다.

육모의 치료도 머리 크기와 모발의 굵기와 길이, 양, 탈모의 범위, 진행 정도, 체질 등에 따라 사용하는 양과 횟수가 달라지기 때문에 자신의 적량에 대해서는 상담사나 치료전문가와 상담해 주시길 바랍니다.

가장 중요한 것은 샴푸의 양으로, '적량'의 의미는 다음과 같습니다.

① 모발과 두피의 더러움을 벗겨 내는 샴푸의 양이 지나쳐 피지를 벗겨 내고 두피를 약하게 만드는 양이 되지 않도록 한다.

② 거품을 많이 내어 더러움을 씻어 내려 하고 있지만 '거품의 양과 세정효과'는 비례하지 않다.

③ 두피가 약해지거나, 염증과 같이 두피에 이상이 있는 경우 약해

진 두피를 자극하지 않는 양을 사용하도록 한다(두피를 우선시한다).
흔히 시판되는 샴푸는 희석해서 쓰도록 조치를 취해야 한다.

결론적으로 말하자면, 탈모의 개선과 회복을 위해서는 우선 두피의 육모 환경을 악화시키지 않고 회복시키는 샴푸를 필요 최소한의 양으로 사용할 것과 머리를 매일 감고 냉방시설이 잘 되어 있는 실내에 있다면 그렇게까지 두피가 더러워질 일은 없습니다. 따라서 사람들이 평소에 사용하는 샴푸의 양은 사용 과다라 할 수 있습니다.

【주의사항 5】 자신의 약점을 세어 본다

같은 탈모라도 방어력이 약한 체질, 혈관의 힘이 약한 체질, 성격, 성별과 나이, 노화 정도, 직업, 스트레스의 정도, 식사 취향, 지병, 모발의 굵기, 길이 등 모두가 같은 조건을 가지고 있는 것은 아닙니다.

탈모와 가는 모발은 만성적인 증상으로, 최소 6가지 이상의 원인이 서로 복합적으로 발견·진행되고 있으며 개개인에 따라 그 원인과 구조가 다르므로 원인의 구조에 맞는 치료가 필요합니다. 그러기 위해서는 아래 사항과 같은 탈모의 원인이 되는 요소를 검토한 후, 그에 맞는 대처법과 치료법으로 생활습관을 설계해 봅시다.

[검토사항]

탈모의 집안 내력, 알레르기 체질(아토피, 천식, 비염, 그 밖의 알레르기), 지병(당뇨병, 호흡기계, 순환기계, 위계 등), 스트레스에 약한 체질, 오랜 시간 의자에 앉아 일한다, 시간제 근무, 야근, 땀을 많이 흘리는 직업, 오랜 근무시간, 잦은 외식, 맛이 강한 음식의 섭취, 달고 매운 음식, 찬 음료, 거식, 과식, 육모 살롱에 다님, 개인이 수입한 제품 사용, 특별한 기구 사용, 두피 클렌징, 피지를 벗기는 샴푸, 샴푸를 하루에 두 번 한다, 두피에 남은 샴푸를 방치.

【주의사항 6】 그렇게 빨리는 안 낫는다

'이 약은 잘 들을 것이다.', '비싼 제품이기 때문에 빨리 나을 것이다.'라고 믿고 싶은 마음은 잘 압니다.

그러나 머리카락만 노화되어 탈모가 되는 것만은 아닙니다. 모공과 머리카락을 만드는 조직 또한 노화되어 있기 때문에 그것을 회복시키지 않으면 굵고 건강한 머리카락은 나오지 않습니다. 특히, 육모 효과는 좀처럼 나타나지 않으므로 그 이유를 나타낸 아래 그림을 보고 다음 사항을 이해한 후 끈기 있게 치료를 계속해 주시기 바랍니다.

① 세포분열의 저하, 머리카락이 가늘어지고 더디게 자란다.
② 머리카락 수명이 짧아진다.
③ 모공이 얕고 작아지며 위축된다.
④ 모근을 둘러싼 혈관 수가 적어진다.
⑤ 성장기는 짧고 휴지기는 길어진다.

즉, 머리카락을 나게 하기 위해서는 머리카락을 만드는 조직 또한 회복시킬 필요가 있으며, 아무리 효과적인 치료라고 해도 머리는 한 달에 약 1㎝밖에 자라지 않기 때문에, 효과가 늦게 나타나는 것이 아니라 효과를 눈으로 직접 확인하기까지 시간이 걸린다는 의미입니다.

[그림1]과 같이 노화된 머리카락과 조직이 [그림2]와 같이 회복되기 위해서는 오랜 시간이 걸립니다.

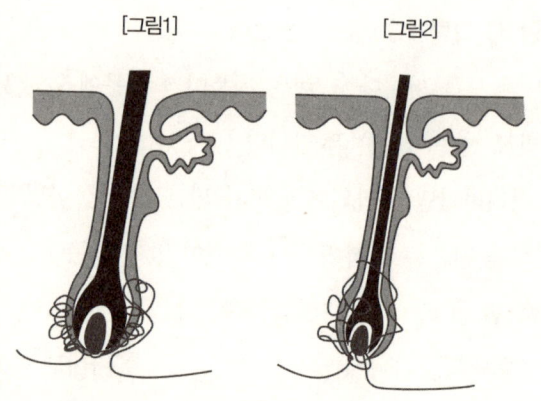

[그림1]　　　　　[그림2]

【주의사항 7】 몸속도 다스려야 한다

머리는 두피의 일부이며, 두피는 몸의 일부입니다. 그리고 '피부는 내장의 거울'이라 불리어 내장의 기능 저하나 질환이 피부로 나타나기도 합니다. 몸의 기능 저하나 질환은 탈모가 낫기 어려운 원인 중의 하나가 되기도 하며, 탈모를 회복시키기 위해서는 몸속도 다스릴 필요가 있습니다.

머리를 자라게 하는 모세혈관은 머리카락보다 가늘고, 적혈구는 모세혈관의 굵기보다 크게 변형되어 흐르고 있지만, 당뇨병으로 인해 적혈구의 변형 능력이 저하되어 흐름이 원활하지 못하거나 막혀 버리는 경우도 있습니다.

분명 당뇨 수치가 높거나 당뇨병 치료를 받고 있는 사람들의 탈모는 치유되기 어려운 경향이 있습니다. 또한, 동양의학에서는 '머리는 신장이 지배하고 신장은 물을 지배하고 신장은 정(精)의 장기'로 일컬어지고 있는데, 신장 기능의 저하로 인해 체내에 있는 '물'의 대사가 나빠져, 몸이 쉽게 붓고 머리카락도 많이 빠지게 되어 육모 치료를 해도 낫기 힘들어지는 것은 사실입니다.

혈액의 질을 좋게 하여 흐름을 원활하게 하기 위해서는 혈관도 경화되지 않게 해야 합니다. 정(精)이란 정력과 기력을 말합니다. 물의 대사가 나빠지면 부종이나 냉증, 기력이 저하되어 스트레스를 잘 받는 체질이 되며, 그런 몸의 기능 저하가 탈모를 낫기 어렵게 하고 있는 것입니다. 따라서 외부 치료와 함께 몸속도 잘 다스려야 합니다.

【주의사항 8】 늦었다고 생각될 때가 이른 것이고, 이르다고 생각될 때가 늦은 것이다

이 격언은 여러 상황에서 인용되고 있지만, 탈모 치료의 경우에도 마찬가지입니다. 예를 들자면, 거울을 통해 아직 머리카락이 남아 있는 것을 보고 괜찮다고 안심했는데 실제로는 탈모가 이미 진행 3도까지 진행된 경우이거나, 이미 늦었다고 생각했는데 그때 바로 치료를 시작하면 그것은 이미 회복이 시작된 단계로 접어들었음을 의미한다는 것입니다.

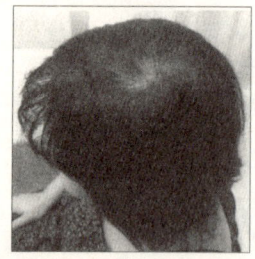

발육사 클리닉센터에서 자신의 두피 사진을 본 내담자 모두 탈모가 여기까지 진행되었는지 상상도 못했다며 충격을 받기도 합니다. 거울로 보면 정수리 부위가 보이지 않기 때문에 잘 모르지만, 아래 사진과 같이 위에서 정수리 부위를 보게 되면 두피가 뚜렷하게 보입니다. 이렇게 사진으로 확실하게 '탈모'라는 것을 알게 된 시점에는 이미 진행 3도 이상으로 진행된 상태이며, 간단한 치료로 개선될 가능성은 낮다고 할 수 있습니다.

우리는 단지 거울로 보인 상태로만 판단하고 치료를 소홀히 하여 탈모를 진행하게 하는 경우도 많습니다. 그러므로 전보다 머릿결이 부드러워졌다거나 모발에 탄력이 없어졌다는 신호가 나타났을 때 바로 예방치료를 한다면, 탈모까지 진행되는 일은 거의 없을 것입니다.

PART 6

외인(外因)과 내인(內因)의 개선

– 낫고 싶은 마음만으로는 안 된다

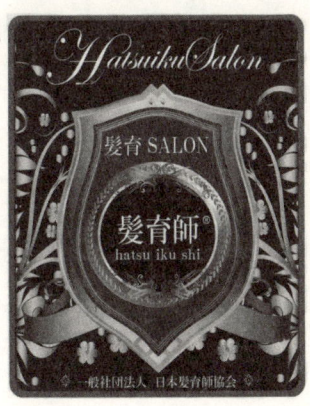

육모에 필요한 동양의학의 견해

얼마 전 한 아가씨가 멀리서부터 어머니와 함께 상담하러 왔습니다. 탈모가 너무 걱정된 나머지 정서불안으로 몇 군데 병원에 다녔지만 아무런 이상이 없다며 상대해 주지 않았고, 심료내과(심리요법의 하나)에도 가 보았으나 가벼운 우울증 경향이 있다는 말과 함께 안정제를 처방받았을 뿐이라고 했습니다. 나는 그 아가씨의 머리 상태는 보지 않고 이른바 동양의학에서 말하는 '심신일여(心身一如)'의 이론에 대해 천천히 설명하자 아가씨의 표정이 마치 몸에서 마귀가 떨어져 나간 듯 편안해졌고, 어머니는 "어느 병원에서도 그런 말은 해주지 않았다."며 눈시울을 적셨습니다.

인간은 약한 동물입니다. 약하기 때문에 누군가의 도움이 필요하며, 누군가와 어울려 지내고 싶어 합니다. 약함에도 불구하고 강한 척 애를 쓰면, 몸과 마음이 서로 동조하지 못하고 균형을 잃게 됩니다. 몸은 마음과 동조하려 애를 쓰는데 마음이 멀어지게 되면, 그로 인해 여러 가지 증상이 나타납니다. 자신의 몸과 마음은 서로 균형을 맞춰 항상성을 유지하려고 노력하기 때문에 자신을 믿고 긴장을 풀고 몸을 편안하게 해주는 치료를 하도록 하는 게 중요합니다.

시술하는 동안 치료전문가는 줄곧 두피와 모공의 긴장, 머리와 목덜미의 긴장, 다리의 긴장 등을 완화하는 방법에 관해 설명했고, 시술 후의 아가씨는 마치 다른 사람처럼 표정이 온화하고 밝아졌습니다.

망진(望診)의 필요성

'망진'이란 걷는 모습, 복장, 동작, 표정, 자세, 눈의 움직임, 말투와 내용, 목소리와 말하는 힘과 같이 내담자의 전체적인 모습을 보고 기의 흐름을 읽는 진단법으로, 만성적인 증상이나 생활 습관적인 증상을 파악하는 데 매우 도움이 됩니다.

그중에서도 말할 때의 목소리에서 느껴지는 기운은 전화상으로도 파악할 수 있어 "혹시 역술가나 점쟁이세요?"라는 말을 듣기도 하지만, 그 사람의 전체적인 모습에서 생활 배경을 읽을 수 있습니다. 이처럼 그런 생활습관으로 인해 비롯된 증상을 알아야만 정확한 치료법과 양생법, 주의사항 등을 설계할 수 있습니다.

나중에 구체적으로 서술하겠지만 "이병동치(異病同治)와 동병이치(同病異治)"라는 말이 있습니다. 탈모라고 해서 누구나 똑같은 치료를 하는 것이 아니라, '동병이치' 즉 같은 탈모라도 전체적인 배경이나 기의 흐름을 보고 치료법을 바꿀 필요가 있다는 것입니다. 탈모라는 큰 범위 아래 치료법을 설계할 것인지, 아니면 그 사람에게 맞는 치료법을 집중적이고 구체적으로 설계할 것인지에 따라 효과와 개선될 확률은 크게 달라집니다.

'상담' 또한 겉으로 보이는 증상만으로 치료나 주의사항을 설계할 것인지, 아니면 '망진'으로 종합적인 치료법을 설계할 것인지 따라 상담의 깊이와 정확도가 달라집니다. 발육사 클리닉센터에서는 천천히 시간을 들여 내담자와 서로 의논하고 환자가 처해 있는 주변 환경을 파악하여 치료를 설계하고 있습니다.

머리카락을 담당하는 신장

탈모의 원인에는 외인(外因)과 내인(內因)이 있어 초기증상이라면 외부적인 치료만으로도 호전되지만, 이미 진행된 증상에는 내인의 개선 즉, 몸속 내장기능의 개선이 필요합니다.

탈모의 내적 원인은 다양하지만, 동양의학에서는 머리카락을 지배하는 것은 신장이라 하여, 신장기능이 쇠퇴하면 탈모가 되기 쉽고 낫기도 힘들다고 합니다. 또한, 신장은 체내의 수액(진액)을 지배하고 있어, 진액의 흐름이 막히면 수족냉증이나 부종이 나타나거나 호르몬 분비에 이상이 생겨 탈모가 낫기 힘든 원인이 된다고 합니다.

그밖에 신장에는 '정(精)'이 거주한다고 하여 정력 부족을 일컬어 '신허(신장이 허하다)'라고 표현하며, 장수나 생식, 활력, 노화방지의 기능도 지배하고 있습니다.

탈모 상담에서는 두피와 모발의 상태를 고려할 뿐만 아니라 망진과 문진을 통해 현재 나타나 있는 전체적인 상태를 보고, 오장 기능의 저하와 같은 이상도 진찰하고 있어 외인과 내인 모두를 진단하고 있습니다.

동양의학의 상담은 병을 치료하기보다는 사람을 치료하는 것을 목적으로 하고 있습니다. 이 때문에 상담을 통해 탈모 개선과 치료뿐만 아니라, 몸 전체와 생활 자체를 개선하고 지금부터의 인생을 쾌

적하고 즐겁게 보내기 위한 양생법에 대해서도 지도·조언하고 있으며, 본인에게 생기기 쉬운 질병이나 기능 저하의 내인에 까지도 관여하고 있습니다.

내인에 문제가 있는 사람에게는 병원을, 기능 저하인 사람에게는 몸에 좋은 음식이나 올바른 생활습관을, 보조식품이 필요한 경우에는 보조식품을 권장하고 있습니다.

탈모가 되는 원인

1. 외인

탈모가 되는 원인은 많습니다. 자신에게 해당하는 항목을 표시해 보고, 해당 사항이 많을수록 치료가 복잡해지고 시간을 들여 노력하지 않으면 치료가 어렵다는 것을 알 수 있습니다.

- 샴푸, 린스, 트리트먼트, 스타일링 제품 등 계면활성제가 배합된 제품
- 위와 같은 헤어케어 제품의 과다 사용, 자신에게 맞지 않는 잘못된 선택, 잘못된 사용법
- 천연으로 위장한 약초, 헤나, 허브, 자연염색, 헤어 메니큐어포함
- 직업(장시간 의자에 앉아서 하는 일, 교대 근무하는 일, 야근, 두피가 오염되거나 모공이 막히기 쉬운 일, 장거리 드라이브, 접대 등 스트레스가 많은 일, 영업직, 컴퓨터를 사용하는 일)
- 에어컨에 의한 냉증(특히 에어컨 바람이 바로 닿는 장소)

- 육모를 목적으로 한 기구의 과다사용, 잘못된 사용법
- 두피 클렌징과 같은 피지를 벗기는 제품의 지속적인 사용(체질이나 두피 상태에 맞지 않는 사용법)
- 수영장, 해수욕, 과도한 자외선
- 보정 속옷, 넥타이를 매는 직업, 발을 답답하게 하는 신발, 서서 하는 일(다리가 붓는 사람)
- 식사(과도한 다이어트, 단 음식, 염분, 지방의 과잉섭취, 과식, 지나친 편식, 찬 음료)
- 기호품 · 간식(담배, 과음, 스낵과자류, 특히 유분이 많은 과자류, 탄산음료)

2. 내인

내인으로써 탈모에 영향을 미치는 인자는 많고, 그러한 것들을 피할 수 없는 경우도 많지만, 무엇보다 중요한 것은 탈모를 완화하고 회피하는 방법을 검토하는 것과 그러한 인자로부터 쉽게 영향을 받지 않는 몸을 만드는 것입니다.

- 유전적 요인, 알레르기 체질(천식, 아토피, 비염, 일광 피부염, 류마티스)
- 스트레스(피할 수 없는 스트레스, 완화할 수 있는 스트레스, 스트레스를 심하게 받는 체질)
- 기: 낙담, 기허(氣虛), 기역(氣逆), 기의 정체(氣滯: 기의 흐름이 원활하지 못한 상태), 기의 상충(上衝)
- 혈: 혈의 정체(피의 흐름이 원활하지 못한 상태), 어혈(瘀血), 다혈(多血),

허혈(虛血), 열혈(熱血), 혈액의 질이 나빠진다, 혈관의 질이 나빠진다
- 수: 진액의 정체, 냉증, 냉증 증후군, 부종, 방어력 저하
- 당뇨병과 같은 생활습관으로 생기는 병, 갑상선 부전
- 신장 기능의 저하와 질환, 폐와 호흡기 기능의 저하와 질환
- 의약품(특히 해열진통 효과가 있는 성분이 배합된 의약품이나 항암제)의 과잉 섭취
- 칠정(七情: 감정 표현이 심해지고 그것이 지속할 때)
- 출산의 예후

 탈모는 외인과 내인의 여러 가지 요인들이 복합적으로 진행되기 때문에 이들 원인을 개선하고 회피·완화하는 치료법을 설계하여 실행할 필요가 있습니다.

내인이 되는 몸과 마음의 문제

 탈모의 직접·간접적인 내인으로 나타나는 증상은 다음과 같습니다.

 [혈의 문제] 혈액이 끈적거리고 흐름이 나쁘다, 빈혈, 혈액량이 적다, 고혈(古血), 어혈, 울혈, 허혈, 혈액에 힘이 없는 혈열(血熱), 허혈, 혈관 경화, 혈관 벽의 약화, 투과성 항진, 혈관이 거친 상태, 고지혈증, 혈당치가 높다.

 [기의 문제] 스트레스를 받기 쉽다, 스트레스에 약하다, 기역(氣逆),

기의 상충(上衝), 기력 저하, 소극적, 비관적, 집중력 감퇴, 기력과 정력 감퇴, 잠재 불안, 현재 불안, 우울증 경향, 조증 경향, 건망, 치매, 기억력 감퇴, 자율신경 부전, 혈류에 영향.

[수·진액의 문제] 신장기능의 저하, 냉증의 여러 가지 증상, 효소 반응의 저하, 방어력 저하, 기력과 정력 저하, 회복력 저하, 조혈작용에 영향, 모발 생육, 회복력 저하, 백발, 변비, 설사, 피부에 영향

[면역·내분비의 문제] 면역저하, 항진, 항종양, 항암, 항바이러스, 내분비, 갱년기.

[장의 문제] 조혈, 정혈(淨血), 증혈(增血), 노폐물의 재흡수, 변비, 설사, 부드러운 변, 토끼똥 변, 장내세균, 선옥균(善玉菌), 장을 건강하게 한다.

기·혈·수의 이상(異常)

건강유지에는 기·혈·수 이 세 가지가 중요하다고 합니다.

「기」는 '기력부족, 기력저하, 근기, 패기' 등 다양하게 사용되고 있으며, 기의 흐름이 정체되거나, 기가 부족(기허·氣虛)하거나, 기의 흐름이 역상(기역·氣逆)하는 상태가 있습니다.

「혈」은 피뿐만 아니라 피가 운반하는 영양소도 포함하고 있으며, 피의 질과 양의 변화를 의미하는 '혈허', 피의 흐름에 이상이 생기는 '어혈', 피에 열이 차는 '혈열'이 있습니다.

「수」는 몸의 진액 부족으로 인해 발열과 발한이 생기며, 몸의 습

기가 부족하거나 과잉 상태가 되면 비염이나 천식이 생겨 쉽게 낫지 않으며 냉증이나 부종으로 대사기능이 저하되기도 합니다.

기·혈·수는 서로 영향을 주고받으며 균형을 유지하고 있지만, 어느 한 곳의 과부족으로 균형이 깨지면서 기능 저하나 질환이 생겨 납니다. 그렇게 되면 바로 영향을 받아 탈모가 되거나 모발이 점점 가늘어집니다.

탈모와 가는 모발의 개선에는 육모제 사용과 같은 외적 치료법뿐만 아니라 몸의 내부를 건강하게 할 필요가 있습니다. 따라서 기·혈·수의 흐름을 부드럽게 하기 위한 기·혈·수 마사지와 진행 정도에 따른 보조식품의 복용을 병행하는 것이 바람직합니다.

동병이치(同病異治)와 이병동치(異病同治)

많은 사람은 '탈모'를 대충 하나의 카테고리로 묶어 치료를 설계하고 있지만, 그런 식으로는 개선될 확률이 낮거나 아예 낫지 않는 경우가 많습니다. 동양의학에서는 어떤 질환을 개선할 때 "동병이치"와 "이병동치"를 기본으로 하고 있는데, 만성적인 증상을 나타내는 탈모에도 이런 동병이치와 이병동치의 기법으로 접근하는 것이 좋습니다.

동병이치란, 같은 병명이라도 증상과 발현의 원인, 체질에 따라 치료법이 다른 것을 의미합니다. 탈모 또한 원인이 다르면 그에 따른 치료법도 달라지기 때문에 개인적인 특성이나 원인을 세밀하게 검사하여 치료법을 설계하지 않으면 효과를 기대할 수 없습니다.

　이병동치란, 동양의학에서는 어떤 증상이 나타나면 그것은 증상이 나타난 곳뿐만 아니라 다른 곳에서도 영향이 나타난다고 판단하여 오장의 연계를 중시합니다. 머리카락이 많이 빠지거나 흰머리가 많아 치료해도 개선이 더딜 경우에는, 신장 기능뿐만 아니라 폐의 기능을 향상하는 치료도 함께 시행하고 있습니다.

　특히, 흰머리가 빨리 난 사람과 상담을 할 때는 신장 계통뿐만 아니라 폐와 호흡기계의 기능에 대해서도 질문하여, 그 기능을 향상함으로써 개선될 확률을 높이거나 개선 시기를 앞당길 수 있습니다. 간단히 말하자면, 탈모의 원인과 개선 방법은 개인에 따라 다르므로 상담할 때 개인의 특성을 점검하여 '그 사람에게 맞는 치료법'을 설계하여 실행하는 것이 중요합니다.

한의학의 보사법(補瀉法)을 치료에 응용한다

　"건강을 위해서는 8부 정도만 먹는다."는 말이 있습니다. 탈모 치료에서도 '부족한 것은 채우고(補法), 넘치는 것은 버리는 자세(瀉法)'가 필요하지만, 한 가지 주의할 것은 채우고 버리는 것도 '적량'을 지키는 것입니다.

　예를 들어, 피지가 많다고 하여 샴푸로 지나치게 피지를 제거(사법)하면 방어력을 저하하고 침식시켜 부정적인 영향을 초래합니다. 특히, 두피 클렌징은 사용법이 어려워 반드시 자신의 두피 상태와 피지의 방어력에 해가 되지 않는 방법으로 사용해야 합니다.

　화장품이든 육모제든 많이 사용하면 빨리 낫는다고 믿고 무엇이든지 넘치게 채우는(보법) 사람들이 많지만, 그것은 오히려 피부의 균형을 깨뜨리거나 게으름을 피우게 하는 것이므로, '내성'으로 인한 효과 저하의 가능성을 고려해 사용법과 사용량을 정하는 것이 좋습니다.

　피부는 이물질을 침투시키지 않고 배제하는 기능이 있습니다. 즉, 피부는 보통 약효 성분도 쉽게 받아들이지 않고, 화장품의 효과도 발휘되기 어렵습니다. 그렇다고 해서 피부의 방어막을 파괴하는 사용법을 지속하면 위험하고, 비싸다고 조금씩 아껴 쓰면 좀처럼 효과를 보기도 어렵습니다.

　발육사 클리닉센터에서는 개개인의 두피의 방어력을 테스트한 후 사용방법과 사용량, 횟수를 정해 주고 있으며, 효과가 나타나기 시작하면 다시 양을 조절하고 있습니다.

중요한 기의 흐름

　탈모 개선뿐만 아니라 건강한 생활과 좋은 인생을 보내기 위해서라도 '기'에 대해 알아 두시기 바랍니다. 같은 원인과 같은 증상의 탈모로 같은 치료를 한다 하더라도, 기가 부족한 사람은 쉽게 치유되지 않지만, 건강한 사람은 치유가 빠릅니다.

　'기'에는 부모로부터 물려받은 선천적인 기와, 음식이나 호흡으로 섭취한 후천적인 기가 있습니다. 태어날 때부터 건강한 사람과 그렇지 못한 사람이 있는데, 자신의 체질을 이해하고 후천적인 기를 어떻게 끌어들일지 궁리하면 충분히 건강한 생활을 할 수 있습니다.

"한 가지 병이 있는 사람이 장수한다."라는 말이 있습니다. 자신의 약한 체질을 알고 그것을 보충할 수 있는 생활을 한다면 오래 살 수 있다는 뜻입니다. 폐기, 원기, 근기, 본기 또는 그의 반대말인 기력저하, 기체, 기막힘, 기허, 기력부족과 같은 단어들은 옛날부터 '기'라는 것이 우리의 생활과 건강 유지에 얼마나 많은 영향을 주고 있는지를 말해 주고 있습니다.

오랜 시간 동안 의자에 앉아 앞으로 구부린 자세로 컴퓨터 작업을 하거나 몸을 앞으로 숙여 가슴을 좁히고 있는 자세는 호흡을 통해 끌어들이는 기의 섭취량을 부족하게 만들며, 균형 잡힌 식사도 어렵게 만들어 후천적인 기가 부족해집니다. 이런 일상이 반복되면 점차 기운이 빠져 탈모 치료에 어려움을 겪게 되는 것입니다.

탈모 개선에는 마음의 역할이 크다

일본에서는 질병을 '병기(病氣)'라고 합니다. "병(病)은 기(氣)로부터"라는 말과 같이 기로부터 병이 생깁니다. 병이 호전되는 속도에도 '기'가 크게 관련되어 있음을 의미합니다.

탈모로 고민하고, 매일 샴푸를 할 때마다 뭉텅이로 빠진 머리카락이 배수구에 쌓이고, 빗질할 때마다 머리카락이 빠지고, 거울을 볼 때마다 머리숱이 줄어들고, 가르마가 넓어지고, 두피가 훤히 보여 기분이 우울해지고…….

'이대로 가다가는 대머리가 되겠어. 어떡하지?'

미용실에도 가지 않게 되고, 친구들과 어울려도 재미가 없고, 집에서 인터넷으로 육모에 대해 검색하여 여러 가지 치료법과 제품을 사용하거나 하며 침울한 기분으로 상담을 오는 사람들이 많고, 그중에는 심료내과에서 안정제를 처방받아 복용하고 있는 사람도 있습니다.

그런 사람에게는 상담을 통해 심(心)과 기(氣)에 관해 설명하며, 심과 기의 원기부족이 박모에 얼마나 큰 영향을 주고 있는지 알려 주고 있습니다.

그저 '낫고 싶다', '빨리 낫게 하자'는 기분만으로는 안 됩니다. 그것은 방향을 정하지 못하고 조급히 행동하는 것과 같습니다. 따라서 탈모의 원인을 꼼꼼히 점검하여 탈모에 대응할 수 있는 치료를 설계하고, 지속해서 실행방안을 제시함으로써 조급한 마음을 완화하는 방법을 지도하고 있습니다.

탈모에 영향을 주는 칠정(七情)

사람은 감정의 동물이라 불릴 만큼 풍부한 감정을 지니고 있습니다. 그러나 현대인은 슬픔과 분노와 같은 감정을 잘 드러내지 않고, 속으로는 화가 나도 겉으로는 웃는 표정을 짓는 등 희로애락을 겉으로 드러내지 않아 스트레스를 쌓아 둔 채 살아가는 사람들이 많습니다.

동양의학에서는 "칠정내상(七情內傷)"이라는 말이 있습니다. '노(怒), 희(喜), 사(思), 우(優), 비(悲), 공(恐), 경(驚)'의 칠정이라 불리는 마음의 작용이 내장에도 영향을 주어 그것이 심해졌을 때 병이 되기도 한다는 의미입니다.

예를 들어, 화가 났을 때 '열 받는다', '골 때린다'라는 표현과 같이 기의 흐름이 위로 올라갔을 때와 지나치게 신경을 쓰거나 생각을 많이 해 소화기능이나 호흡기능이 억제되고, 근심이나 슬픔으로 인해 의기소침해지는 등 기력과 활력이 저하되고 의욕이나 근기(根氣)를 잃어버리기도 합니다.

일이나 인간관계가 원만하지 못해 이에 대해 골똘히 생각하거나 걱정하고 슬퍼하는 상태가 지속하면, 건강의 균형을 유지하고 있는 기·혈·수의 흐름에도 영향이 나타나 탈모의 요인이 되거나 치료를 해도 잘 낫지 않습니다.

이런 감정이나 성질을 무시한 채 무리하게 강해지려 애쓰지 말고, 때마침 열차가 목적지를 바꾸듯 마음속에 전환점을 만들어 두시기 바랍니다. 취미를 갖거나, 입욕으로 몸과 마음의 긴장을 완화하여 기분을 안정시키는 전환점을 갖는 것입니다.

칠정내상과 화(火)자가 붙는 문자는

焦(초: 애타다), 煩(번: 괴롭다), 염증(炎症) 모두 불화 변이 붙어 마음이 타고 있는 상태를 나타냅니다.

　탈모를 빨리 낫게 하려고 애태우며 '왜 낫지 않는 것일까?'괴로워합니다. 이런 생각이 지나치거나 지속되면 마음이 불안해지고, 몸에도 영향이 나타납니다.

　"칠정내상"이라는 말이 있습니다. 인간이 지닌 일곱 가지의 감정(화냄, 기쁨, 그리움, 근심, 슬픔, 두려움, 놀람)이 심해지면, 신체에 이상이 생겨 병이 된다고 합니다.

　좀처럼 개선될 기미가 보이지 않아 '조급해하지 마', '괴로워하지 마'라고 한다고 해도 쉽게 극복을 할 수 있는 것은 아니지만, 그런 감정이 지속하고 심해지면 탈모 치료뿐만 아니라 육체적·정신적으로도 영향이 나타납니다.

　그런 감정을 완화하고 탈모를 개선하는 좋은 방법으로는 '입욕법'이 있습니다. '반드시 따뜻한 물에 몸을 담글 것', '느긋하게 목욕할 것'을 염두에 둡니다. 그리고 욕조 안에서 목과 머리, 발 마사지와 함께 몸의 긴장을 풀어 주는 체조를 해봅니다.

　신경의 지배 상태를 교감신경에서 부교감신경으로 전환하기 위해서는 욕조에서 편안한 시간을 가져봅니다. 입욕으로 몸의 긴장을 풀고 혈류를 좋게 하고 안정을 취함과 동시에, 치료와 육모제가 잘 들고 받아들이기 쉬운 몸을 만듭니다. 목욕을 끝내고 몸이 따뜻할 때 육모 치료를 시작합니다.

입욕 건강 육모법

앞서 말씀드린 바와 같이 질환에는 외인과 내인이 있다고 했듯이 몸속의 기·혈·수의 흐름을 원활하게 하기 위해서는 입욕을 추천합니다.

- 몸이 천천히 데워질 정도의 따뜻한 물을 준비한다.
- 따뜻한 물 속에서 발가락을 앞 뒤로 젖히고 발가락을 하나씩 주무른다.
- 발을 비벼 주거나 꽉 잡아 자극을 준다(가능하면 경락 압점을 누른다).
- 발끝부터 무릎까지 주무르거나 꾹꾹 누르면서 마사지를 하고 발목을 천천히 돌린다.
- 욕조에서 일어나 두 팔을 만세하듯 올린 상태에서 어깨를 뒤로 젖히고 양손을 가능한 위로 올려 등줄기를 늘려 준다.
- 양쪽 어깨뼈를 서로 밀착시키듯이 양손을 뒤에서 깍지를 끼고 어깨를 젖힌다. 그것을 수차례 반복한다.
- 그러고 나서 샴푸를 하고 몸을 씻는다(몸을 나중에 씻는다).
- 다시 한 번 욕조에 들어가 몸을 데운다.
- 입욕 후에는 반드시 헤어드라이어로 머리를 말린다(육모제를 바른다면 수건으로 말린 다음에 바른다).

입욕은 늘 일에 시달리는 몸과 마음을 부교감 신경으로 전환하여 편안한 상태로 만들어 줍니다. 마사지와 체조를 하고 마사지와 샴푸를 병행함으로써 몸과 두피의 육모 환경이 좋아지고, 취침을 할 경우 세포 활성과 세포복원이 이루어집니다.

어깨 결림은 탈모로 연결된다

탈모를 상담하는 사람 중에 어깨 결림과 목 결림을 호소하는 분들이 많습니다. 그것은 결림(즉, 뭔가가 응축되고 있다)에서 응어리(결림이 뭉침), 증상, 질환, 만성화로 점차 변화되어 좀처럼 치료되기 힘들어집니다.

경락의 '혈해(血海)'와 '혈전(血田)'과 같이 피에 관계되는 압점은 우리 몸 전체에 퍼져 있습니다. 피가 막히거나 오래된 피가 고이고 울혈 등 혈액의 질과 혈류가 변화하면 우리 몸에 여러 가지 증상이 나타나며, 그것은 질병의 원인이 되기도 합니다.

어깨 결림도 근육과 피가 뭉쳐 있다는 신호로, 탈모인 사람에게 많이 나타납니다. 이 때문에 탈모를 개선하기 위한 시술의 하나로써 어깨부터 목덜미, 등줄기의 뭉침을 풀어 혈류를 원활하게 하는 마사지를 하여 기·혈·수의 균형을 맞추고 있습니다.

목욕할 때는 반드시 욕조에 들어가 긴장상태의 교감신경을 편안한 상태의 부교감신경으로 전환시키는 것을 의식하며 몸을 데우는 것이 좋습니다. 또한, 몸을 담근 상태에서 되도록 가슴을 펴고 손을 뒤로 잡아 어깨뼈를 젖히거나, 발가락을 주무르며, 무릎까지 천천히 마사지하면, 몸 전체의 기·혈·수의 흐름이 좋아지며 육모 환경도 좋아집니다.

먹어서 예방하고 먹어서 고친다

포식하는 시대, 의식동원(医食同源: 병을 고치는 것도 식사하는 것도 생명과 건강을 유지하기 위한 것으로 그 근원은 같다는 말)과 약선전문(藥膳專門) 레스토랑이 생기는 등 세계적으로 '건강을 유지하는 식사'에 대한 관심이 높아지고 있습니다.

동양의학에서는 '오감(시다, 쓰다, 달다, 맵다, 짜다)'라는 미각이 '간장, 심장, 비와 위, 폐, 신장'에 작용하는 것으로 보고, 식재가 지닌 '약미와 성미'를 활용해 건강에 도움이 되게 했습니다. 또한, '식재의 효과를 높이는 조합'과 '부작용을 완화하는 조합'을 요리에 응용하여 부작용을 일으키는 식재의 조합은 금기시해 왔습니다.

탈모를 회복시키기 위해서는 동양의학에서 말하는 "병을 치료하는 것이 아니라 사람을 치료한다."와 같은 생각이 필요하며, 우선 신체의 건강과 병이 낫기 쉬운 몸을 만들기 위한 음식, 다시 말해서 음식으로 탈모를 치료한다는 생각을 가지는 것이 중요합니다.

머리는 신장이 지배한다고 하니, 참고로 신장을 좋게 하는 음식을 적어 보겠습니다.

- 채소: 부추, 배추, 동과, 은행, 참마, 콩 종류, 우엉, 감자
- 과일: 살구, 밤, 은행, 호두, 포도
- 육류·어류: 양고기, 돼지껍질, 오징어, 장어, 해파리
- 조미: 암염(巖鹽)으로 간을 하고 싱겁게. 몸을 따뜻하게 하는 요리

음식으로 섭취하는 것이 제일 좋지만, 섭취가 어려울 경우에는 보조 식품으로 보충하도록 합시다.

빠지지 않을 수 없지만 지나치면 부족한 만 못하다

빠진다는 것은 도가 지나쳐 열중한다는 것입니다. 즉, 무엇이든 지나치면 오히려 몸에 해가 되므로 적당히 하는 것이 좋다고 옛날 어른들은 말하고 있습니다.

탈모 치료 역시 과잉치료로 인해 치료가 더뎌지거나 악화하는 경우도 많으며, 균형 잡힌 식사보다는 수많은 종류의 보조식품을 섭취하고 그것으로 건강이 유지될 수 있다고 믿는 사람들도 많습니다. 물론, 탈모의 내인을 개선하기 위한 보조식품은 어느 정도 필요합니다. 하지만 박모에 직접 효과가 있는 보조식품은 없으며, 오히려 보조식품을 과다 섭취할 경우, 부작용의 우려도 생깁니다.

예를 들어 몸에 좋고 세포에 필요하다고 비타민 E와 비타민 A와 같은 유용성 비타민을 과잉 섭취하게 되면 체내에 축적되어 부작용을 일으키게 됩니다. 또한, 탈모용 보조식품으로 아연이 판매되고 있는데, 아연 중에도 신장에 영향을 주는 아연이 있으므로, 만약 섭취할 경우에는 사용법과 사용량을 정확히 지켜야 합니다.

지금은 포식(飽食)과 다식(多食)의 시대로 많은 사람이 필요량 이상으로 많이 먹고 있으며, 이때 여분의 영양이 지방으로 축적되면서 건강에도 나쁜 영향을 미치고 있습니다. 탈모는 생활습관에서 비롯

되는 질환의 일종이므로 개선되기 쉬운 몸, 치료가 잘되는 몸을 만들기 위해서뿐만 아니라 건강 유지를 위해서라도 자신의 식습관을 다시 한 번 검토해 볼 필요가 있습니다.

PART 7

홈케어의 기본

- 예방과 회복은 일상에서부터

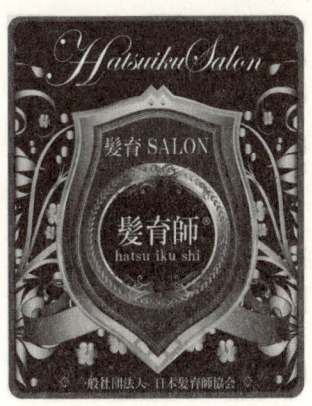

대부분의 탈모는 홈케어로 개선할 수 있다

　예전과 달리 지금은 탈모가 심하게 진행된 상태로 상담하러 오는 사람은 거의 없습니다. 이 때문에 천천히 시간을 들여도 좋다면, 집에서 관리하는 것만으로 좋아지는 경우도 흔히 볼 수 있습니다.

　단, 가장 먼저 상담사에게 체질과 증상, 특이성 검사를 받고 전문 치료사에게 시술받은 결과에 따라 재택프로그램을 설계 받아 보는 것이 가장 좋습니다. 그다음은 집에서 재택프로그램을 실행하고 증상이 바뀌면(호전되거나 진행되어도) 치료사에게 상황에 따라 조금씩 조정 받으면 됩니다. 이렇게 하면 육모 살롱에 드는 고액의 지출을 막을 수 있고, 용돈 범위 내에서 치료할 수 있습니다.

　저희 발육사 클리닉은 전국으로부터 내담자들이 방문하고 있으며, 특별히 멀리 사는 분은 첫 회에만 방문상담을 하고 그 이후로는 홈케어를 하면서 메일이나 전화로 질의응답을 하며, 증상이 바뀌면 디지털카메라나 휴대폰으로 사진을 찍어 보내고 있습니다. 해상도만 좋으면 상태를 판별할 수 있고 내담자들의 체질과 특이성도 알고 있으므로 정확한 조언을 해줄 수 있습니다. 그다음은 치료를 습관적으로 성실하게 지속하기만 하면 됩니다.

　처음 방문했을 때, 샴푸 할 때 손의 힘과 샴푸 방법, 육모제 바르는 법과 바르는 양, 두피 마사지 방법 등을 구체적으로 경험하고 배웠기 때문에 어렵지 않게 혼자서도 할 수 있습니다(치료에 익숙해져 과정을 생략하는 일이 없도록 가끔 확인 메일을 보내고 있습니다).

가정에서 하는 탈모 예방

혹시 자녀들이 어렸을 때부터 샴푸를 많이 쓰고 풍성하게 거품을 내어 머리를 감고 있다면, 엄마들은 두피의 보호막이 약한 어린아이가 샴푸를 과도하게 사용함으로 인해 두발에 미치는 영향을 좀 더 알아 둘 필요가 있습니다.

샴푸의 주성분은 계면활성제로, 계면활성제는 그 성질에 따라 '세정제, 살균제, 유화제, 가용화제, 침투제, 내전방지제, 환경물질' 등으로 불리고 있습니다. 물에 가까운 부분과 기름에 가까운 부분 양쪽 모두를 갖고 있기 때문에 상피를 보호하며 방어하고 있는 방어막을 통과해 세포막 속까지 침투하여 세포에 손상을 주기도 합니다. 단 1g의 계면활성제를 1L의 물로 희석하여 클로버 씨를 담그면, 씨가 싹이 트지 못할 정도로 강한 악영향을 미칩니다.

컨디셔닝 타입의 샴푸는 머리를 감고 난 후에도 모발이나 두피에 잔류되기 쉽습니다. 게다가 매일 머리를 감게 되면 두피에 잔류된 샴푸는 축적되어 가고, 제대로 헹구지 않으면 축적은 더욱 심각해집니다.

요즘은 초등학생이나 중학생부터 새치가 늘거나 머릿결이 나빠지고 탈모를 걱정하는 아이들이 늘고 있습니다. 현명한 엄마는 '샴푸의 올바른 사용법'을 아이뿐만 아니라 가족 모두에게 가르쳐 주어야 합니다. 특히, 방어력이 약한 알레르기 체질의 집안이라면 샴푸의 영향을 받기 쉬우므로 자녀가 사용하는 샴푸의 종류부터 샴푸 법,

샴푸 횟수까지 세심하게 정해 주는 것이 좋습니다.

샴푸 주의보가 내렸습니다

TV에서는 매일같이 머리에 좋다는 샴푸를 선전하고 있지만, 샴푸의 올바른 사용법에 대해선 알려 주지 않아 소비자들은 그저 자신의 기호에 맞는 샴푸를 선택해 사용하고 있습니다. 특히, 지나치게 향기를 강조하는 광고가 많다 보니, 그 영향으로 잔향성(殘香性) 높은 샴푸만 쓰다가 혹시라도 두피가 손상을 입지는 않을까 걱정됩니다.

발육사 클리닉센터로 상담하러 오는 대부분 여성의 두피를 검사해 보면, 지나친 샴푸로 인해 두피의 노화를 보이는 사람이 많고, 탈지력이 강한 샴푸를 매일 사용하고 있는 여성이 많습니다. 아마도 피지를 벗겨 내야 한다는 광고의 영향인 것 같습니다.

매일 샴푸를 사용하면 두피와 모공 부위에 잔류된 샴푸가 축적되어 각화가 촉진되고, 모공의 내부에까지 샴푸가 침투하여 두피의 육모 환경을 악화시킵니다. 또한, 세포분열에 영향을 주어 머리카락은 가늘어지고 4~6년이 되는 수명이 점점 단축되며 결국 솜털밖에 나오지 않습니다.

이런 현상은 누구에게나 나타나지만, 특히 방어력이 약한 사람, 자연 치유력과 회복력이 약한 사람들에게는 뚜렷한 증상이 나타나기 쉽습니다. 그런 사람은 매일 사용해도 두피에 손상이 적은 샴푸를, 탈모가 신경 쓰이는 경우에는 '두피용 샴푸'를 선택해 두피 상태에 맞는 샴푸 법, 샴푸 횟수, 사용량을 숙지하여 언제나 풍성하고 아름다운 머리를 간직하도록 합시다.

모발과 두피는 이렇게 더럽다

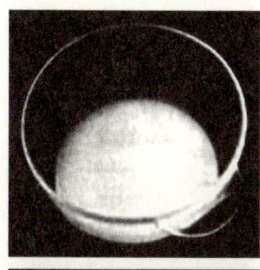
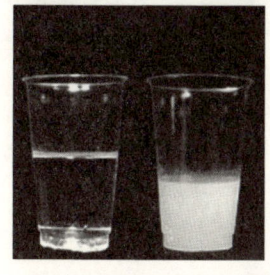

우리는 샴푸로 머리를 감으면 더러운 이 물질이 씻겨 나가 두피와 모발이 깨끗해질 것이라는 생각으로 매일 샴푸를 하고 있습니다. 하지만 실은 여러 가지 오염과 잔류물이 두피와 모공, 머리카락에 그대로 남아 오히려 육모 환경을 악화시킵니다. 그 결과, 머리털이 가늘어지고 성장기도 단축되면서 점차 탈모가 진행되는 것입니다.

위의 사진은 이오너스 효리워터 음이온 조정액으로 두피와 모발의 독소를 제거한 후 물로 씻어 낸 잔류물입니다. 물은 거무스름하게 탁해지고 샴푸의 잔류물과 노폐물이 보입니다. 그 아래 사진은 염색 후 7일이 지난 두피와 모발을 씻어 낸 물(맹물과 비교한 사진)입니다. 염색 후 여섯 번이나 샴푸를 했는데도, 아직 염색약이 이만큼 남아 있습니다.

이것으로 보아, 아무리 샴푸로 깨끗이 감는다고 해도 더러움은 씻기지 않고 오히려 샴푸의 잔류물이 남아 두피에 손상을 주고 있음을 알 수 있습니다. 이렇게 잔류물이 남아 있는 상태에서 육모제를 사용한다고 해도 결국 더러움을 밀어 넣는 결과가 됩니다.

그렇다면 무엇으로 머리를 감는 것이 좋을까요? 탈모가 신경 쓰인다면 '이오너스 효리워터 음이온조정액'과 잔류성이 적은 '두피용 샴푸'를 사용해 올바른 방법으로 감고, 전문치료사가 알려 주는 샴푸 방법을 한번 체험해 보고 머리 감는 방법을 지도받는 것이 좋습니다.

린스, 트리트먼트, 컨디셔너는 사용하지 않는다

원래 린스는 비누로 샴푸 했을 때 머리에 남은 금속비누를 제거할 목적으로 쓰이고 있었으나 어느 시기부터 샴푸와 세트로 팔리도록 선전했고, 그것이 성공한 결과 요즘처럼 린스가 보편적으로 쓰이게 되었다고 합니다. 샴푸를 사용하면 머릿결이 나빠지는 것은 당연하며, 나빠진 머릿결을 좋아 보이게 하려고 트리트먼트와 컨디셔너를 사용하도록 선전하고 있는 것입니다.

트리트먼트와 컨디셔너에 배합된 계면활성제는 '양성의 계면활성제'로, 살균제로도 쓰일 만큼 독성이 매우 강합니다. 샴푸는 꼼꼼하게 씻어 내고 헹구지만, 트리트먼트와 컨디셔너는 샴푸만큼 잘 씻어 내지도 않고 또 헹구지 않는 타입도 있습니다.

제조업체는 샴푸와 트리트먼트를 세트로 사용하도록 권장하고 있고, 세트로 머리를 정돈하도록 처방되어 있습니다. 트리트먼트를 사용하면 '트리트먼트를 사용하지 않으면 안 되는 머리'가 됩니다.

이 때문에 최적의 두피와 모발을 위해서는 샴푸는 가능한 적은 양을 사용하고 트리트먼트도 될 수 있으면 사용하지 않는 것이 좋습니다.

저는 그러한 최적의 상태를 유지하고 탈모와 모발이 가늘어지는 현상도 예방할 수 있는 이오너스 효리워터 음이온조정액과 샴푸를 개발했고, 그것이 현재 상품화되어 판매되고 있는 두피용 샴푸라고 하는 스칼프 샴푸입니다. 이 두피용 샴푸는 '트리트먼트 효과'가 있어 사용하다 보면 머릿결이 좋아지는 것을 느낄 수 있으며, 사용자들로부터 많은 호평을 받고 있습니다.

샴푸는 두피와 모공을 씻는 것입니다

많은 여성, 특히 머리가 길고 숱이 많은 여성이 머리를 감는 모습을 보면 손가락으로 모발을 쓸어내리듯 머리를 감습니다. 게다가 손끝이 두피까지 닿지 않고 손가락을 뉘어서 손가락 첫마디 부분의 볼록한 부분으로 머리를 쓰다듬듯이 감고 있습니다. 이렇게 해서는 두피와 모공 주변을 깨끗이 씻어 내지 못합니다.

유감스럽게도 미용실에서 또한 그런 방법으로 머리를 감겨 주고 있습니다. 게다가 손톱을 기른 미용사가 늘어난 것으로 보아, 예전처럼 엄격하게 샴푸기술을 가르치고 있지 않은 것이 미용계의 현실인 듯합니다. 매우 유감입니다.

'머리를 씻어 더러움을 제거한다'기보다는 '두피의 육모 환경을 좋게 한다'는 생각으로 샴푸 해주세요. 주의할 것은 최소한의 양으로 씻을 것, 두피와 모발을 충분히 적신 후 샴푸 할 것, 모발을 씻는 것이 아니라 두피와 모공을 씻을 것, 꼼꼼하게 헹구고 샴푸가 남지 않도록 두피를 충분히 헹굴 것, 헤어드라이어로 말릴 것입니다("가정에서 육모에 성공하는 방법"(210~214페이지 참조).

사춘기 남학생들에게

요즘은 어릴 때부터 아이가 혼자서 목욕을 하고 샴푸를 합니다. 샴푸의 위험성을 배우지도 못한 채 재미 삼아 펌프를 마구 눌러 풍성하게 거품을 내고, 대충 헹구고 나서는 엄마로부터 귓가에 거품이 남아 있다는 것을 지적받고 다시 씻기도 합니다. 아이는 이런 식으로 샴푸를 하면서 성장하는데, 샴푸의 세정제는 '계면활성제'로 굉장히 위험합니다.

일본 사람 특유의 '녹색의 흑발'로 표현되던 굵고 곧은 까만 머리의 결은 나빠지고 가늘어졌으며 머리숱도 눈에 띄게 줄었습니다. 그중에는 사춘기가 되어도 머리카락이 굵어지지 않자 자신의 머리카락이 선척적으로 가는 줄 알고 있는 아이가 있을 정도로 샴푸가 머리에 많은 영향을 미치고 있습니다.

여학생의 시선이 신경 쓰이는 나이, 주변 사람들의 시선이 신경 쓰이는 나이, 친구들과 마음껏 떠들며 놀고 싶은 나이에 탈모를 걱정하거나 머리 문제로 고민하며 어두운 사춘기를 보내지 않도록 '샴푸에 대한 지식과 올바른 샴푸 법'을 숙지해 둡시다(남성 호르몬이 증가하는 나이이므로).

저에게 메일을 보내오는 학생, 엄마와 함께 상담하러 오는 학생, 자기 용돈으로 육모용 샴푸를 구매하는 학생이 매년 증가하고 있으며, 그런 학생들과 상담할 때마다 어렸을 때부터 올바른 샴푸 법을 가르칠 필요가 있다고 생각하곤 합니다.

멋 부리고 싶은 여학생들에게

"선천적으로 머리가 가늘고 곱슬머리로 두피가 보여요. 최근 들어 점점 탈모가 진행되는 것 같아 걱정돼요.", "샴푸 할 때마다 머리카락이 많이 빠져 이대로는 안 되겠어요."라는 내용의 메일을 보내는 여학생들이 늘고 있습니다. 일본을 방문한 외국인들이 한결같이 경탄했던 일본 여성들의 아름다운 모발이 왜 이렇게 변한 것일까요?

제가 모발 공부를 했던 40년 전과 지금을 비교해 볼 때, 일본 사람의 머리카락은 15%나 가늘어졌고 굵고 까만 곧은 머리의 여성은 보기가 힘들어졌습니다. 왜 그럴까요?

어렸을 때부터 매일 샴푸를 사용했기 때문에 머리카락이 굵어지지 못하고 결이 나빠지면서 자연스럽게 컨디셔너를 찾게 되고, 잦은 염색으로 인해 육모 환경이 나빠지고 두피가 훤히 보이면서 점차 탈모 예비군이 되기 쉬운 환경이 갖추어졌기 때문입니다.

머리 모양을 한껏 뽐내고 싶은 나이의 여학생들은 향이 좋은 샴푸를 사용하고, 윤기를 내기 위해 컨디셔너를 쓰고, 스타일링제와 헤어 매니큐어, 멋내기 염색 등을 합니다. 이러한 것들이 원인이 되어, 지금은 여성의 다섯 명 중 한 명은 탈모를 걱정하고 있습니다.

아빠에게 충고해 주세요

아빠는 생활비와 자녀양육비 등으로 지출이 많아 거의 용돈을 받지 못하기 때문에 아주 저렴한 샴푸만 쓰고 있습니다. 딸과 아내는 가격이 조금 비싼 샴푸를 쓰고 있는데, 아빠는 차별당하고 있으며 혹시 딸의 샴푸라도 쓰려고 하면 잔소리를 듣기도 합니다.

하지만 젊은 나이에 탈모가 된 남성은 왠지 나이 들어 보이거나 피곤해 보이기가 쉬워 영업직이나 접객, 유흥 등 여러 가지 면에서 약점이 된다고 합니다. 머리가 빠진 정수리 부분을 보이기 싫어 인사를 할 때도 머리를 얕게 숙이는 바람에, 상사로부터 건방지다는 주의를 받는 사람도 있으며, 전철 안에 자리가 있어도 절대 앉지 않는다는 사람도 있습니다.

아직 예방단계라면, 비록 저렴한 샴푸를 사용하더라도 다음 사항에 주의하는 것만으로도 충분히 호전될 수 있습니다. 아빠에게 말해 주세요.

1. 샴푸 전 머리와 두피를 충분히 적신다.
2. 샴푸는 적게 사용하되, 손에서 충분히 거품을 내어 후두부에 발라 거품을 낸 후 그것으로 머리 전체를 씻는다.
3. 손가락 끝 볼록한 부분으로 두피를 마사지하듯 씻는다.

4. 지금까지 사용했던 양의 두 배의 따뜻한 물로 두피와 모공을 충분히 씻어 낸 후 수건으로 말린다.
5. 헤어드라이어로 두피를 말린다. 회사에서 일하는 중간에도 가끔 두피 마사지를 하는 습관을 들인다.

유전적 요인 알아 두기

탈모가 되기 쉬운 유전적 요인은 환경이 나빠지면 발견되지만, 좋은 환경을 만들고 예방에 신경 쓰면 탈모를 피할 수 있는 확률은 높아집니다. 그러므로 자신에게 그런 요인은 없는지 집안 내력을 확인해 둘 필요가 있습니다.

출생률이 낮아짐에 따라 그만큼 친인척 수도 적어져 판단하기 쉽지 않겠지만, 다음 항목을 체크해 보면 도움이 될 것입니다. 체크 범위는 본인, 형제, 부모, 부모의 부모(조부모), 부모의 형제(백부모와 숙부모)이며, 다음 사항에 본인이 해당하면 강한 인자로 생각하고 대처해야 합니다.

1. 유아기의 아토피, 사춘기의 아토피, 청년기의 아토피
2. 천식, 알레르기성 비염, 화분증, 류마티스, 일광 피부염, 그 밖의 알레르기
3. 화장품 알레르기, 염색약으로 인한 두피 통증, 속옷과 스타킹 알레르기, 노인성 가려움증

이런 체질은 다음과 같은 특이성이 있어 탈모가 되기 쉬운 체질이

라고 할 수 있습니다.
- 피부 방어력이 약하다.
- 환경 변화에 약하다.
- 항산화력이 약하다.
- 혈액을 말단까지 보내는 힘이 약하다.

또한, 다양한 질환에 걸리기 쉬우며 일단 한번 걸리면 쉽게 낫지 않는 체질이기 때문에, 나타난 징후와 신호를 신속히 발견하고 예방 치료를 하여 탈모가 되지 않는 환경을 조성하는 것이 중요합니다.

가정에서 육모에 성공하는 방법

탈모 초기라면 가정에서도 충분히 회복 가능하므로 그 기본을 알려 드리겠습니다.

[입욕 육모법의 순서]

신경 지배를 작업 상태에서 휴식 상태로 전환하고, 찬 몸을 따뜻하게 하며, 몸의 긴장과 뭉침을 완화하여 혈액의 흐름을 원활하게 하기 위해 입욕 육모법을 추천합니다. 샤워만으로는 효과를 보기 힘드므로, 반드시 욕조에 들어가 몸을 따뜻하게 해야 합니다.

① **플레이 케어의 처치**

바로 샴푸를 하는 것이 아니라 두피의 육모 환경이 좋아지도록 샴푸 전에 이오너스 효리워터 음이온조정액을 이용한 디톡스 관리를 시행함으로써 약해진 두피를 회복시키는 처치를 합니다.

두피 상태를 점검하여 두피에 염증이 없는지, 염증이 있다면 그것을 개선하는 치료를 합니다.

모공 속까지 염증이 있을 경우, 시간은 조금 걸리더라도 그것을 치료하는 두피 회복 처치도 합니다. 또한, 머리카락이 많이 빠지지는 않는지 확인합니다. 만일 많이 빠진다면 머리카락을 고정하고 있는 모공 속이 거칠어져 각화상태(角化狀態)가 되어 있는 것이므로 이를 개선하는 치료가 필요합니다.

머리카락이 가늘어졌다면 초기 단계에서도 모공이 위축되었을 가능성이 있으므로, 모공 속을 정돈해 주는 로션을 사용합니다.

② 방치 또는 밀폐 보호

이오너스 효리워터 음이온조정액을 이용한 디톡스 관리의 효과를 높이기 위해서는 육모보온 캡을 사용하거나 관리를 한 상태로 60분 이상 기다립니다.

집으로 돌아가면 편한 옷으로 갈아입고 디톡스 케어 처치를 한 후 목욕하기까지 최소 60분 이상 기다려야 합니다(2~3시간 기다리는 사람도 있음). 냉증이 있거나 겨울철에 관리할 경우에는 육모보온 캡을 사용하는 것이 효과적입니다.

③ 두피 회복 샴푸

잔류되기 쉬운 일반적인 샴푸는 사용을 중지하고 반드시 이오너스 효리워터 음이온조정액과 '두피용 샴푸'를 사용하며, 머리카락이 아닌 두피와 모공을 마사지하듯 씻어 냅니다(육모나 스칼프용이란 이름으로 판매되는 일반 제품이 많으므로 주의할 것).

그리고 샴푸는 적정량을 사용하며 되도록 많이 쓰지 말고 잔류되지 않도록 합니다. 맨 처음의 예비 헹굼과 마지막 헹굼은 꼼꼼하게 지금까지의 두 배의 양의 물로 두피와 모공을 헹구고, 샴푸 잔류물이 남아 있기 쉬운 이마 부분이나 귀 언저리, 목덜미도 꼼꼼하게 씻어 냅니다.

④ **린스 · 트리트먼트 · 컨디셔너**

남성형 탈모증의 경우, 사용을 금지합니다. 그리고 여성의 경우, 머리 길이가 어깨까지라면 사용하지 않도록 합니다.

샴푸 후 머리 상태를 보고 굳이 필요하지 않다면 사용하지 않는 것이 좋습니다. 꼭 트리트먼트를 해야 한다면, 귀 아랫부분의 머리에만 사용하고 두피에는 닿지 않도록 주의합니다. 그리고 헤어드라이어로 말리기 전에는 '미발로션'을 사용합니다.

⑤ **다시 두피 회복 플레이 케어**

샴푸로 깨끗해진 두피에 다시 앞의 ②번 처치로 두피 회복을 합니다. 정수리 전체와 앞이마 약 1㎝ 아랫부분까지 바릅니다.

⑥ **두피 마사지**

두피 회복 플레이 케어의 처치 효과를 높이고, 두피의 육모 환경을 정돈하며, 두피와 모공의 긴장을 완화하여 기 · 혈 · 수의 흐름을 좋게 하는 마사지를 합니다. 귀찮다는 이유로 두피 마사지를 소홀히 하는 사람도 많지만, 육모제만 바른 채 내버려 두는 것보다 정성스러운 두피 마사지가 더욱 효과를 볼 수 있으므로 처치와 병행하는 것이 좋습니다.

⑦ 미발

두피가 노화되면 건강한 머릿결을 만들지 못하여 점점 손상되기 쉬운 모발이 됩니다. 머릿결이 나빠지고 윤기와 탄력이 없어지며, 겉으로 보기에도 손상된 머리카락이 눈에 띄며 볼륨감도 줄어 치료가 필요하게 됩니다. 하지만 이 상태에서 트리트먼트 등을 사용하면 육모 환경이 더욱 나빠지므로 두피의 육모 환경을 악화시키지 않는 미발 치료가 필요합니다.

발육사 육모 연구실에서는 이런 문제를 해결하기 위해 '탈모와 모발이 가는 사람이 사용하는 미발 로션'을 목적별로 10종류 이상 개발했습니다. 미발로션의 사용을 추천합니다.

⑧ 헤어드라이어

자연 건조는 모처럼 혈류가 좋아진 두피를 기화열로 인해 원래 상태로 돌려놓기 때문에 될 수 있으면 삼가는 것이 좋습니다. 헤어드라이어로 두피를 말리고, 모발은 약간 습기가 남을 정도로만 말립니다.

⑨ 아침에 하는 처치

다시 앞의 이오너스 효리워터 음이온조정액을 이용한 디톡스케어를 실시하며 가볍게 마사지합니다.

⑩ 마무리 세팅

노화된 두피에서 자란 머리카락은 손상되기 쉬우며 곱슬거림이 심해지면서 뻗치거나, 머리카락 끝이 푸석거리기 때문에 그것을 개선하는 스타일링제가 필요한 사람이 있습니다. 그런 사람은 육모 환경을 악화시키지 않는 이오너스 효리워터 음이온조정액으로 두피를 개선하고 자연스러운 볼륨이 살아나도록 합니다.

1~3개월 정도 이와 같은 치료를 통해 두피와 모공 속이 회복되면, '육모치료 단계'로 옮겨 갑니다. 노화되어 약해진 두피에 갑자기 육모제를 사용하게 되면 처음에는 어느 정도 효과를 볼 수 있지만, 더는 굵어지거나 숱이 많아지거나 하지 않기 때문에 육모는 반드시 이런 '두피 회복치료'부터 시작하는 것이 좋습니다.

진행되기 시작한 탈모, 가정에서 개선하는 방법

발육사 클리닉에서는 거리가 멀거나 기타 여건이 맞지 않아 방문할 수 없는 사람들을 위해 집에서 관리할 수 있도록 다음 중 하나를 선택하여 따르도록 하고 있습니다.

1. 첫 방문 때 체질과 두피 상태에 대한 검사와 테스트 시술을 한 후, 집에서 관리할 수 있는 치료를 설계하여 집에서 실행하도록 한다.
2. 하루 동안 빠진 머리카락들을 모아 클리닉센터로 보내도록 하

여 그 머리카락을 검사한 후, 상태에 맞는 기초치료를 설계해 집에서 실행하도록 한다.

위와 같은 두 가지 방법으로 상태가 개선될 때까지 메일과 전화로 상담사와 치료사가 연대하여 치료를 지속할 수 있기 때문에 좋은 성과를 보이고 있습니다. 빠진 머리카락을 검사해 보면 어떤 것이 빠지는지 알 수 있기 때문에 모공 상태와 모발의 노화 정도를 추측할 수 있으며, 보내온 디지털카메라나 휴대폰 사진을 자료로 적절한 기초치료를 설계할 수 있습니다.

단, 특이성을 알기에는 정밀도가 떨어지므로 알레르기 체질로 오랜 기간 육모를 해도 경과가 좋지 않은 사람은 발육사 클리닉센터를 직접 방문해 검사받도록 하고 있습니다.

육모에서는 치료뿐만 아니라 생활에 관련된 주의사항과 양생법도 중요하므로, 그 사람의 직업과 지금까지 했던 치료의 경과를 상세히 조사해 종합적인 치료와 주의사항을 지키며 꾸준히 치료를 실행함과 동시에, 치료에 사용하는 제품의 사용법, 사용량, 횟수 등을 매일 체크하도록 하고 있습니다.

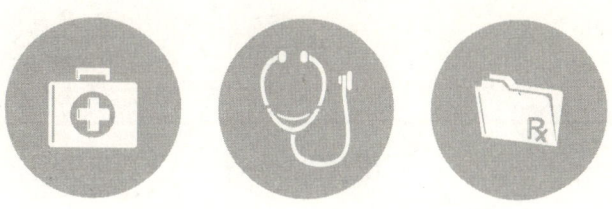

그림으로 보는 탈모의 원인

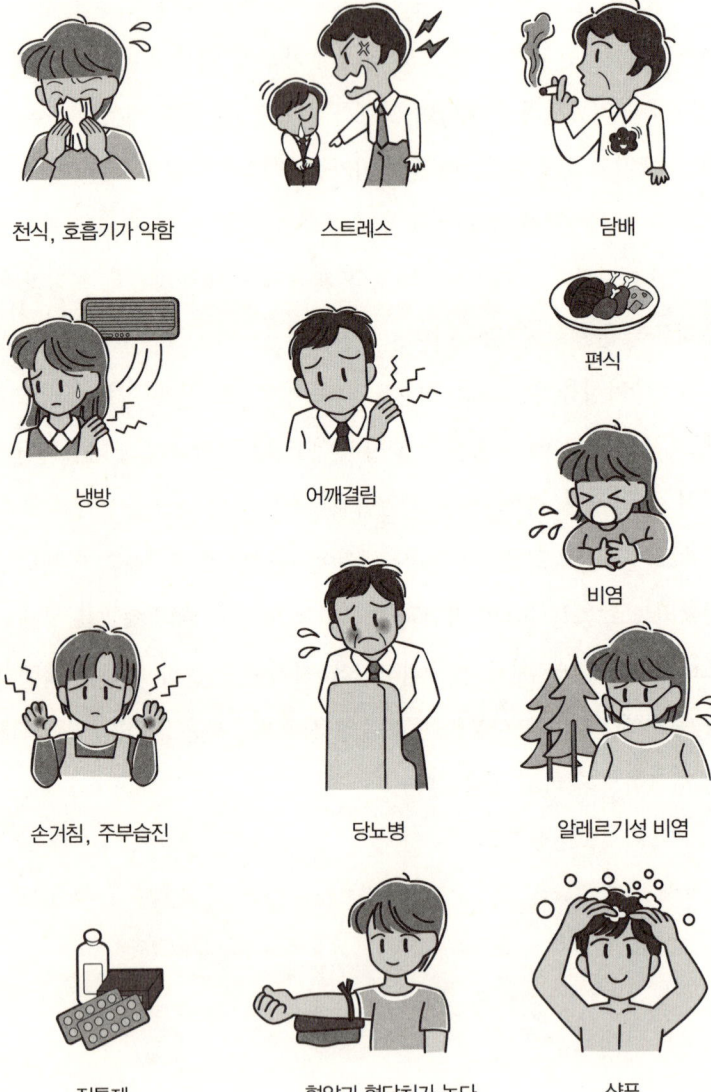

탈모와 생활습관

당뇨병과 같이 생활습관에서 오는 질환이 많듯이 탈모도 생활습관을 바꾸는 것만으로도 예방할 수 있으며, 시기에 맞게 적절히 치료하면 회복도 빠르고 무엇보다 건강한 삶을 살 수 있습니다.

【고치고 싶은 생활습관】

① 샴푸와 헤어케어 제품

샴푸가 탈모의 원인이 된다는 것은 이미 여러 번 언급했으므로 샴푸를 올바르게 고르는 법과 탈모를 예방하는 샴푸 법을 숙지할 수 있도록 합니다(생활 습관적인 샴푸 법은 피한다). 그리고 가능한 트리트먼트와 컨디셔너를 사용하지 않으면 탈모를 예방할 수 있습니다.

② 편식, 맛이 강한 음식

균형 잡힌 식사와 맛이 담백한 음식은 탈모뿐만 아니라 건강을 유지하기 위한 기본입니다. 탈모를 치료하기 위한 특정한 음식이나 식사법은 없지만, 잘못된 식습관과 음식은 탈모의 원인이 됩니다. 그리고 그러한 식습관을 지속하게 되면 탈모가 되기 쉬우며, 치료를 한다고 해도 잘 낫지 않습니다. 염분이 강한 짠 음식은 머리 부분을 담당하고 있는 신장에 부담을 주며, 달고 기름진 음식은 혈액에 영향을 줍니다.

③ 샤워

일본인의 체형과 식습관을 보면 샤워만으로는 몸이 냉해져 면역력과 효소반응이 저하되고, 혈관과 혈류에 영향을 주게 되면서 탈모가 되기 쉬운 체질이 되기 때문에 치료해도 좀처럼 낫지 않습니다.

결림과 근육 피로는 자율신경에 영향을 준다

장시간 노동이나 의자에 앉아 컴퓨터 일을 하는 사람 중에 어깨 결림을 호소하는 사람들이 많습니다. 오랜 시간 같은 자세로 일하면, 근육이 뭉치고 혈류가 억제됩니다. 그리고 이처럼 근육이 뭉치고 피로가 쌓이면, 자율신경과 호르몬균형 실조로 이어지는 경우가 많아 탈모의 내인이 되고 있습니다.

따라서 일이 끝나도 교감신경의 지배하에 긴장 상태가 지속되면서, 그 상태로 귀가해 서둘러 샤워를 한다고 해도 몸의 긴장은 쉽게 풀리지 않습니다. 이러한 생활습관을 지속하게 되면, 머리카락이 성장할 여유가 없어지고 탈모의 외인인 샴푸나 헤어케어 제품의 영향을 받기 쉬운 환경에 놓입니다.

근육 피로와 근육 뭉침을 해소하기 위해서는 반드시 욕조에 들어가 몸을 따뜻하게 하는 생활습관을 익히도록 합시다. 입욕은 건강뿐만 아니라 탈모 예방을 위한 처치이기도 하고, 또 몸의 긴장을 풀어 주고 혈류를 좋게 해 신경이 긴장된 상태인 '교감신경 지배'에서 안정된 상태인 '부교감신경 지배'로 전환해 주는 중요한 처치이기도 합니다.

욕조에 몸을 담그면 몸이 따뜻해지고 긴장이 풀리므로 따뜻한 물에 들어가 발 마사지를 하거나 목을 천천히 돌리고, 양손을 등 뒤로 깍지를 껴 어깨를 젖히고, 만세 자세로 양손을 가능한 위로 올리는 등 가벼운 운동을 하면 더욱 좋습니다.

또한, 오랫동안 서서 일을 하면 다리가 붓거나 허리에 부담을 주기 때문에 골격계부터 신장에 안 좋은 영향을 끼치게 됩니다. 신장은 우리 몸의 '머리'를 담당하는 장기이므로, 이 역시 입욕으로 피로를 해소하면 좋습니다.

눈을 많이 사용하는 직업은 '피'에 안 좋은 영향을 끼친다

우리 눈은 컴퓨터로 작업하거나, 밝은 화면의 작은 글씨를 보거나, 한곳을 응시하거나 하는 활동에 익숙지 못하기 때문에 장시간 눈을 혹사시키는 일을 직업으로 하는 사람들은 혈액에 안 좋은 영향을 주게 됩니다.

혈액의 균형적인 배분, 말단까지 혈액을 보내는 역할, 혈압을 비롯한 순환기계 기능에도 영향이 나타나 질환으로까지 이어집니다. 게다가 심신증(心身症)과 같은 우울증으로도 이어지기 쉬우므로 이런 경향이나 증상을 동반한 탈모는 상담이 필요하며, 그러한 사람의 전반적인 생활 배경을 바탕으로 외인과 내인을 찾아 종합적인 치료를 설계할 필요가 있습니다.

내담자 중에는 "탈모로 우울증이 생겼다."고 호소하는 사람이 있는데, 우울증 경향이 있는 생활 배경 또한 탈모의 원인 중 하나로 보고, 이에 따른 치료를 설계하고 있습니다. 우선 눈을 피로하게 하지 않게 하고, 피로해지면 눈의 피로를 경감시키고 회복시키는 마사지를 합니다. 몸이 차가워 면역이나 효소 기능이 저하되는 것을 막기 위해서는 반드시 욕조에 들어가 몸을 따뜻하게 하고, 찬 음료는 가능한 피하며 몸이 따뜻해지는 식사를 해야 합니다.

발육사 클리닉센터를 방문하는 내담자 중에는 컴퓨터를 장시간 사용하는 일에 종사하는 사람이 많은데, 이들에게는 직접적인 개선 치료 외에 어떤 생활을 하면 좋을지 또는 눈의 피로를 줄이는 데 필요한 주의사항에 관해서도 설명해 드리고 있습니다.

장시간 앉아서 하는 일은 비(脾) · 위(胃) 조심

오랜 시간 의자에 앉아 있거나 같은 자세를 유지하는 일은 소화 · 흡수기관에 영향을 주는 경우가 많고, 그 영향이 탈모로 나타납니다.

동양의학의 오행에서는 신장(머리를 담당하는 장기)을 억제하는 것은 '비(脾)'와 '위(胃)'라 하며, 머리에도 영향을 주는 장기입니다. 위장 기능이 저하되면 신장을 억제하는 기능에 이상이 생겨 그것이 육모에 영향을 주게 되므로 탈모가 되거나 쉽게 낫질 않습니다.

소화와 흡수, 즉 위에서 음식이 소화되면 장에서 영양이 흡수됩니다. 따라서 오랜 시간 앉아 같은 자세로 일을 지속하면, 그 소화와 흡수를 담당하는 장기에 기능 저하가 생기면서 질환으로 이어지게 됩니다.

위에 이상이 생기면 피지분비가 많아지는 경우도 있고, 역으로 상담 과정에서 두피와 피지 분비의 상태를 보고 위에 이상이 생긴 것을 아는 경우도 있습니다. 따라서 내인을 개선하기 위해서는 위와 장을 건강하게 해야 합니다. 컴퓨터로 일하는 사람뿐만 아니라 장시간 운전을 하는 사람 중에도 위장의 이상을 호소하는 사람이 많아, 이것 또한 장시간 앉아 있는 일이 위장의 기능 저하와 질환으로 이어짐을 증명하고 있습니다.

이렇듯 동양의학에서 오장육부는 서로 균형을 맞추고 서로 돕고 조절하며 건강을 유지하고 있으며, 그 여유로 말단에 있는 머리카락이 성장하는 것입니다. 이 때문에 탈모를 예방하고 개선하기 위해서는 내인, 즉 몸의 내부를 건강하게 하는 것이 중요합니다.

운동 부족은 '기'의 기능을 저하한다

좀처럼 걷지 않아 운동 부족이 되는 직업이나 생활환경은 기를 저하하거나 폐의 기능이 저하되어 호흡기계와 피부에도 영향이 나타납니다. 장시간 의자에 앉아 있음으로써 생기는 기능 저하와 질환에 대해 앞서 서술했듯이, 구부린 자세로 컴퓨터를 하는 자세는 흉곽을 좁혀 호흡을 얕게 합니다. 그런 생활습관을 계속하게 되면, 가슴 근육이 약화되고 호흡이 얕아지며 대지의 기를 받아들이는 폐의 기능이 저하됩니다.

동양의학의 오장에서 폐는 '신장의 어버이'라 하여, 신장의 기능을 돕고 있으며, 폐와 같은 호흡기계의 기능 저하는 백발의 원인이 되기도 합니다. 기에 관해서는 여러 가지 서술이 있지만, '폐기', '낙담'(역주: 일본어의 '폐기'와 '낙담'이라는 단어에는 '氣·기'라는 낱말이 붙는다)에서 알 수 있듯이, 보이지 않는 기의 에너지가 우리 몸의 추진력의 근본이 되고 있으며, 기가 약해지면 건강이나 탈모에도 커다란 영향이 나타나게 됩니다.

원기와 정력, 머리카락 또한 신장이 담당하고 있으므로, 운동부족으로 인해 폐와 호흡기 기능이 저하되지 않도록 기를 저하하는 생활습관을 개선하기 위한 노력이 필요합니다.

- 무조건 걸을 것, 몸을 움직일 것, 목욕하면서 손발을 움직여 운동할 것.
- 호흡법의 중요함, 유산소운동을 할 것.

장시간 서서 하는 일은 뼈에 영향을 준다

오랜 시간 서서 하는 일로 골격과 허리에 무리를 주는 사람이 많습니다. 사람은 직립보행으로 혈압과 허리 같은 관절 부분에 무리를 주기 쉬우므로 오랜 시간 서서 일을 하게 되면 더욱더 무리가 갑니다.

게다가 등을 구부리고 가슴을 좁히는 자세, 다리를 꼬고 앉는 자세와 같이 뼈에 부담을 주는 자세는 성장과 생식을 담당하는 신장에도 영향을 주어 정력 감퇴나 발기부전, 노화 등을 유발할 수도 있다고 합니다.

그것들을 완화하고 개선하기 위해서는 바른 자세로 꾸준히 운동하며, 근육 뭉침을 풀고 근육을 강화해야 합니다. 또한, 심호흡과 유산소 운동을 자주 하며 평소에 일할 때에도 평소와는 반대 자세로 몸을 굽히거나 펴 주어야 합니다.

요즘같이 컴퓨터를 사용하는 직업이 많아지면서 장시간 의자에 앉아 눈을 혹사하거나 운동 부족으로 과로 증세를 보이는 사람이 늘었습니다. 이런 생활 배경을 고려해 육모를 위한 '양생법'을 설계하고 실행하는 것이 중요합니다. 예전보다 마사지 살롱이 늘어난 것은 이런 피로가 축적되어 몸과 마음에 이상이 생긴 사람들이 안정과 휴식을 취하기 위한 목적으로 살롱을 이용하고 있기 때문이라고 생각합니다.

하지만 수동적으로 단지 마사지를 받는 것만으로는 효과를 보기 어려우므로 자신의 직업과 생활습관이 몸과 내장, 심적인 부분에 어떤 영향을 주고 있는지, 자율신경 등을 혹사하고 있지는 않은지 정확히 알고 난 후 마사지 받을 부위를 정하고 받으면 더욱 효과적입니다.

식사의 중요성

탈모가 잘못된 생활습관으로 비롯된 증상이라고 한다면, '식사'는 탈모의 내적인 원인을 개선하고 예방하기 위한 중요한 요인이라 할 수 있습니다. 특별히 탈모에 좋거나 탈모를 예방하는 음식은 없지만, 건강을 유지하는 것 자체가 탈모를 예방하고 탈모의 개선을 앞당기는 하나의 방법이라는 것은 확실합니다.

식육기본법(食育基本法)이 성립되면서, '식육(食育)'이라는 단어가 주목을 받아 지산지소(地産地消: 한 지역에서 수확한 농산물을 그 지역 내에서 소비하는 일), 의식동원(医食同源: 병을 고치는 것과 식사는 생명과 건강을 유지하기 위한 것으로 그 근원이 같다는 의미), 약선요리(藥膳料理: 한약재를 사용해 만든 건강식) 등에 대한 관심이 높아지고 있습니다. 또한, 동양의학에서는 각 재료의 식미, 성미를 분류하고 음식의 효능을 표면화하여 식재가 오장육부 어디에 효과가 있는지(귀경·歸經)에 따라 효능을 분류하고 있습니다.

이런 것에 굳이 집착할 필요는 없지만, 그렇다고 무시해서도 안됩니다. 옛날 것이라도 선인들의 경험과 더불어 과학적으로 입증된 것도 많으므로 음식의 균형을 고려한 식사의 효능을 참고하여 항상 건강을 유지할 수 있도록 합시다.

특히, 잘못된 생활습관에서 오는 병이나 만성적인 병은 치료법에만 의지해서는 안 됩니다. 식생활과 일상생활에서의 양생법이 중요하므로 앞에서 말한 음식의 귀경(歸經)을 알아 두어, 건강하지 못한 내 몸의 장기에 도움이 되는 식재를 식사에 곁들이도록 해야 합니다. 탈모를 개선하기 위해서는 몸과 내장이 건강하고 무엇보다 '원기'가 충만해야 합니다.

호흡법의 중요성

우리 몸은 호흡을 통해 대기를 폐에서 받아들여 그 공기를 혈액을 통해 세포의 말단까지 배급하고 있습니다. 숨이 막히거나, 숨을 참거나, 숨을 죽이는 등 무의식적으로 하는 호흡도 스트레스의 영향을 받고 있으므로, 스트레스가 많으면 숨이 얕아지거나 숨을 들이쉬고 내쉬는 시간이 짧아져 숨이 가빠지기도 합니다.

사람은 태어나면서부터 엄마의 젖을 열심히 빨며 호흡법을 자연스럽게 터득하며, 체조와 같은 운동을 통해 심호흡과 복식호흡으로 산소를 충분히 섭취하여 기를 충만하게 하는 방법을 터득합니다. 숨은 천천히 길게 뱉고 크게 들이쉴 때 가스교환이 이루어지며, 이때 섭취한 산소를 말단 세포까지 보냄으로써 산소결핍 상태나 연소 부족으로 인한 위험으로부터 우리의 몸을 보호하고 있습니다.

모근을 둘러싼 모세혈관의 그물망은 가느다란 혈관이므로 얕은 호흡으로 인해 지속해서 가스 교환이 부족해지면 세포분열이 저하되어 굵은 머리로는 성장하기 어려운 상태가 됩니다. 건강 유지나 원기의 기를 축적하기 위해서라도 복식호흡에 의한 충분한 가스 교환이 이루어져야 하며, 입으로 호흡하고 있는 사람은 입이 늘 벌어진 상태로 기가 새어 나가거나 호흡도 얕아지기 쉬우므로 이번 기회에 복식호흡을 연습해 두는 것도 좋겠습니다.

우선 폐 속을 비운다는 생각으로, 숨을 천천히 길게 뱉고 나서 가슴을 펴고 크게 들이마십니다. 오랜 시간 컴퓨터를 사용하는 사람은 웅크린 자세로 가슴을 좁히고 숨을 참듯이 호흡하고 있으므로 최소 2시간에 한 번씩은 가슴을 펴고 심호흡을 하면서 마음이 편안해지는 시간을 갖는 것이 좋습니다.

위(衛)·기(氣)·영(營)·혈(血)

피부는 방어기능을 갖고 있으나 이것이 이물질에 의해 파괴되면 병에 걸립니다. 몸이 양(陽)의 상태로 밖을 향해 기를 발산하고 있는 상태라면, 외부의 이물질이 침투하기 어려워 쉽게 병에 걸리지 않습니다.

감기는 '사기(邪氣: 나쁜 기운)'가 침투하면서 걸리게 되는데, 감기가 걸리기 쉽다는 것은 '양의 기가 옅어져 나쁜 기운이 몸 안으로 들어오기 쉬워진 상태'가 되었음을 말합니다. 피부도 이와 마찬가지로 양의 지배를 받고 있을 때는 이물질이 침입하기 어렵지만, 양의 기운이 저하하면 방어력 또한 저하되어 쉽게 병에 걸리게 됩니다.

우선 피부 표면의 '위(衛)=방위(防衛)'가 파괴됩니다. 이것이 탈모의 작은 징후를 보이는 단계입니다. 지속하면 기(氣)가 파괴되는데, 결국 이물질에 저항하고 방어하는 기(氣)가 저하되는 것입니다. 이것이 더욱더 진행되면 '영(營)=영양(營養)'이 파괴되고, 회복에 필요한 (활동의) 기능이 저하되며 결국 '피'에까지 침투되어 전신에 영향을 미치게 됩니다. 만성화되면 병이 쉽게 눈에 띄지 않게 되므로 그만큼 회복도 어려워집니다.

탈모 역시 초기 단계에서 신속히 치료한다면 쉽게 개선할 수 있지만, 기가 파괴되고 활동에 필요한 기능에까지 증상이 미치면 회복하는 데 오랜 시간이 걸리고, 증상에 따라서는 원래 상태로 회복하기 힘들어지기도 합니다. 우리 몸을 항상 양(陽)의 상태로 유지하여 원기와 더불어 방어력을 잃지 않는 환경을 만들어야 합니다.

스트레스가 머리카락에도 나타난다

스트레스를 받으면, 말단 부분인 머리카락에 그 영향이 바로 나타납니다. 이때 경험이 많은 상담사가 아니라면, 대부분 그 심각성을 쉽게 알아차리지 못합니다.

아래 사진은 그러한 상황이 현저히 드러난 예입니다. 누구나가 쉽게 알아차릴 수 있을 것으로 생각하기 쉽지만, 측정기계를 통해서만 알 수 있을 정도로 알아차리기란 쉽지 않습니다. 두 장의 사진을 보면 머리카락이 점점 가늘어지며 굵기에 변화가 생긴 것을 알 수 있

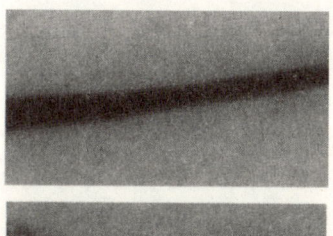

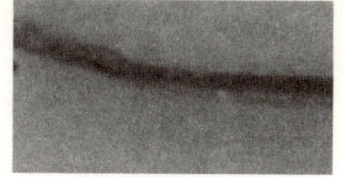

는데, 이것 역시 200배로 확대해야만 판별할 수 있습니다.

스트레스를 받으면 혈관이 긴장되고 혈류가 억제되는데, 그 상태가 지속되면 모근의 세포분열이 저하되면서 머리카락이 가늘어집니다. 이러한 과정이 극단적으로 나

타나는 것이 원형탈모증입니다.

　어느 쪽이나 기·혈·수의 흐름을 원활하게 하기 위해서는 탈모 치료와 함께 우선 원기를 회복시켜 스트레스에 강한 몸을 만드는 치료법이 필요합니다. 비단 머리카락뿐만 아니라 손톱이나 피부에도 나타나는데, 이것은 육안으로도 판별할 수 있으므로 치료법과 함께 스트레스를 완화하고 개선하는 방법을 조언해 주고 있습니다.

PART 8

대처법과 도움말

– 40년의 경험으로 부터

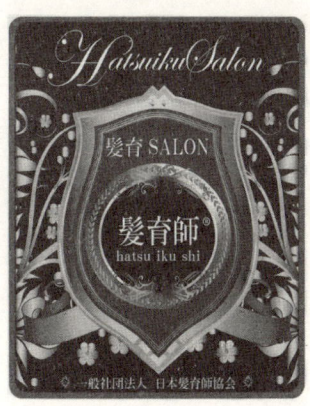

내가 육모 연구를 시작한 이유

저는 피부 전문 제약회사에 근무하며 피부미용과 육모에 관한 연구를 하였고, 사단법인 일본약국협려회(日本薬局協励会) 한방 피부 기초강좌 강사, 미용사를 위한 학술강사로 활동하는 한편, 피부미용 연구와 피부미용화장품 개발을 담당, 협려식건강미용법(協励式健康美容法)의 강사로도 활동했습니다.

이제부터는 제약사도 모발에 대해 전문적으로 공부해야 한다는 회장의 제안으로 약국 약제사 십여 명과 함께 사단법인 모발과학협회에서 모발에 관한 공부를 하고, 협려식건강육모법의 강사로 활동했습니다.

55세에 정년퇴임을 한 이후, 저는 오래전부터 연구하던 육모 상품 개발에 전념했습니다. 회사는 이윤 추구를 목적으로 하는 조직이므로, 소비자가 쉽게 살 수 있는 가격으로 많이 팔리는 상품을 생산할 필요가 있습니다. 그러나 비록 수량은 적다고 하더라도 효과를 우선으로 하는 상품이 있어도 좋겠다는 생각에 판매가격의 상식을 무시한 고기능성 육모 상품을 개발하게 되었습니다.

샴푸가 탈모의 원인이 된다는 것을 알고 있었으므로, 개발 제1호는 '두피용 샴푸'. 샴푸라고 하면 단지 머리를 감는다는 고정관념으로 인해 당시 관심을 받기는커녕 대부분 사람으로부터 비웃음을 사는 상황이었습니다.

그러나 그로부터 20년이 지난 지금, '두피용 샴푸'를 비롯하여 '두피', '모공', '두피료', '이오너스 효리워터 음이온조정액'과 헬스케어 등 제가 발매한 상품이나 명칭, 육모 이론이 타사에서도 널리 쓰이게 되었습니다.

이 책에서 필자가 전하고 싶은 것

제가 소속되었던 회사의 10훈의 첫째는 "진실을 말합시다."입니다. 저는 이 문구를 지금까지 교훈 제1조로 소중히 간직하고 있습니다. 진실을 말하는 것이 누군가의 영업을 방해하거나 중상모략으로 비춰지는 일도 있을 수 있겠지만, 탈모로 고민하며 우울한 인생을 살아가는 사람들을 접하면서 이 사람들을 위해서라도 진실을 말해야 한다는 생각으로 이 책을 쓰기로 했습니다.

물론 '진실과 정의'란 보는 사람의 관점에 따라 다르겠지만, 제가 40년에 걸쳐 연구하고 많은 내담자와 만나면서 얻은 진실은 그 나름대로 가치와 무게가 있다고 생각합니다. 이 책을 읽고 단 한 사람이라도 참고가 되거나 저의 진심에 공감하고 수긍해 줄 사람이 있다면, 저는 그것으로 만족합니다.

저도 수많은 실패를 경험했고, 젊었을 때는 내담자로부터 말투가 너무 딱딱하고 강하다든지, 선생님은 나한테 건강하게 지내라고 말하지만 나는 건강하지 않기 때문에 병에 걸린 것이지 않으냐는 말을 듣기도 하였습니다. 내담자로부터 제가 이제껏 일방적으로 건강해질 것을 강요하고, 탈모로 인해 의기소침해진 사람의 마음을 깊이

헤아리지 못했다는 것을 알게 되고, 그로 인해 많은 것을 배울 수 있었습니다.

이러한 경험을 토대로 '병'을 치료하는 것도 중요하지만 '사람'을 치료한다는 마음으로 내담자의 눈높이에 맞춘 상담과 일체감을 통해 그들의 고민을 함께하며 성심껏 시술에 임하고 있습니다.

탈모를 치료하는 것이 아니라 사람을 치료한다

"병을 치료하는 것이 아니라 사람을 치료한다."는 말이 있습니다. 병 자체보다, 병에 걸린 사람의 마음과 생활습관을 바꿔 근본적으로 병에 걸리지 않는 몸을 만드는 것이 궁극적인 목표입니다. 탈모도 마찬가지로 증상만 치료하는 것은 한계가 있기 때문에 이를 개선하기 위해서는 생활환경 및 생활습관, 마음가짐까지 고려한 종합적인 해결책이 필요합니다.

단지, 약제나 육모제만 사용해서 나을 것 같으면 상담 같은 것은 필요치 않으며, 자동판매기에서 육모제를 팔면 될 것입니다. 육모제가 듣지 않는다는 것은, 육모제 자체의 효과가 없는 것이 아니라 치료 설계가 불완전하기 때문입니다.

이 때문에 탈모의 원인, 진행상태, 체질, 특이성, 직업, 전반적인 생활 배경, 성별, 나이 등으로부터 종합적인 육모 치료를 설계해 줄 전문가가 필요하며, 이때 탈모 치료만이 아닌 사람을 치료할 수 있는 전문가가 이상적이라 할 수 있습니다.

제가 공부할 당시 스승에게서 들었던 "병이나 탈모는 인생 상담이다."라는 말에 통감하여 지금도 이 가르침이 가슴속에 남아 있습니다. 박모로 고민하고 주변의 눈을 의식한 나머지 소극적이 되어 버린 사람, 인생을 우울하게 살아가는 사람들을 생각할 때, 사람을 치료한다는 말의 무게와 책임감을 느끼게 됩니다.

탈모로 고민하는 사람들에게

냉정하게 들리겠지만, 아무리 고민하고 인터넷으로 수많은 지식과 정보를 수집해 똑똑해졌다 하더라도 탈모는 낫지 않습니다. 지금은 집에서도 쉽게 인터넷으로 전문지식을 수집할 수 있지만, 그것은 함정이 되기도 합니다.

지식이나 정보, 상품은 단지 재료에 지나지 않으며, 중요한 것은 그 재료를 이용해 어떤 요리를 만들 것인가 하는 것입니다. 그리고 자신의 목적을 달성하기 위한 맛내기와 사용할 조미료까지 생각하지 않으면 안 됩니다. 요리법을 보면 아마추어라도 어느 정도 만족할 수 있는 요리는 할 수 있겠지만, 영양배분이나 열량까지 계산한 맛있는 요리를 만들기 위해서는 역시 전문가가 필요합니다. 그와 마찬가지로 진행된 탈모에는 전문가의 의견이 꼭 필요합니다.

이쪽에서 메일로 보낸 질문에 성실하게 답변하는 사람은 드물고, 대부분은 그 제품을 쓰면 낫느냐는 답장을 보내올 때는 솔직히 화가 날 때도 있습니다. 돈만 밝히는 육모 살롱도 많지만, 신중하게 임하는 곳도 있으므로 소문을 겁내지 말고 가능한 많은 상담을 받을 것을 추천합니다. 요즘은 병원에서도 세컨드 선택이라는 방법을 사용하고 있듯이 많은 전문가의 의견을 비교하다 보면 틀림없이 좋은 방법이 보일 것입니다.

단, 자신의 요구만을 고집하지 말고 성심껏 조언해 주는 상담자에 대한 기본적인 예의는 지키도록 합시다.

메일상담 요령

물론 세대차이도 있겠지만, 일방적이고 버릇없는 메일이 요즘 부쩍 많아졌습니다. 타인에게 뭔가를 물어보거나 조언을 받고 싶다면, 그에 맞는 예의를 지키는 것이 기분 좋은 답변을 얻는 방법이라고 생각합니다(저희는 광고 같은 성가신 메일은 보내지 않으므로 안심하시길).

1. 이름, 성별, 나이(익명으로 보내면 성의 있는 답변을 얻을 수 없습니다)
2. 체질(알레르기의 유무, 아토피, 천식, 비염, 일광 피부염, 류마티스)
3. 직업(탈모 회복에 중요하므로 상세히 기록할 것)
4. 현재 상태, 신경 쓰이는 부위(두피 상태, 염증의 유무, 머리카락 빠짐, 모발의 굵기 손상도 등)
5. 지금까지 했던 치료
6. 특별히 하고 싶은 말
7. 지병, 현재 복용 중인 약, 병원에서 치료받고 있는 질환(고혈압, 저혈압, 혈당치 등)

8. 몸 상태
9. 가능하면 디지털카메라나 휴대폰으로 정수리 부위를 촬영한 사진 첨부

생활의 전반적인 배경을 알면 알수록 치료를 설계하기 쉬우며 정확한 조언을 할 수 있으므로 가능한 한 상세히 기록해 주세요. 탈모 초기라면 홈케어만으로도 개선할 수 있습니다(특히 여성의 탈모).

메일상담 예의

누군가에게 질문할 때 어떻게 하면 자신이 알고 싶은 정보를 얻을 수 있을까요? 메일로 육모에 관한 상담을 받았을 때, 상담하는 사람으로서는 내담자가 어떤 사람인지, 심각하게 고민 중인 사람인지, 그렇지 않으면 동업자의 탐색인지를 알지 못하면 일반적인 내용의 답변으로 끝나 버리게 됩니다.

특히 메일의 내용이 모호하면, 개선을 위한 정보를 구성하기 어렵습니다. 어느 정도 정확한 조언을 하기 위해서는 더욱 상세한 정보가 필요합니다.

예를 들어, 탈모라고 해도 탈모 부위나 진행 정도는 어떠한지, 두피에 염증이 있다면 급성인지 만성인지 혹은 썩거나 헐어 있는지, 아니면 여러 증상이 혼재되어 있는지에 따라 치료는 크게 달라집니다. 증상을 어느 정도 파악하고 책임 있는 답변을 하기 위해서는 어떻게든 메일로 질의응답을 반복하며 상세한 정보를 얻을 필요가 있

습니다.

　자신의 용건과 알고 싶은 것만 묻고 더는 답변을 하지 않는 사람은 엄청난 손해를 보는 것이라고 생각합니다. 간결함이 메일의 기본이라고는 하지만, 상담 메일에는 역시 조언자가 친절하게 상담에 답변할 수 있도록 하는 배려가 필요합니다. 우선 정확한 이름을 적고(이름을 적는다는 것은 '자신이 쓴 문장의 책임을 진다'는 의미입니다), 그리고 가능한 한 상세히 자신의 현재 상태와 생활 배경까지 적는다면 그 사람의 인품까지 추측할 수 있습니다.

수많은 검사의뢰

　탈모와 가는 모발은 만성적인 증상으로, 그 원인은 아무리 적어도 여섯 가지 이상의 요인이 서로 복합적으로 진행되고 있으며, 사람에 따라 원인도 다르고 체질과 체형, 생활환경, 직업 등에 따라 치료방법도 다양합니다.

　탈모가 걱정되어 다양한 치료를 시도해 봤지만, 별다른 효과도 없이 탈모가 진행되고 있는 사람들로부터 많은 메일과 모발검사 의뢰를 받고 있습니다. 탈모 원인의 조합은 무수히 많으며 사람에 따라 그 조합도 다르고, 치료법과 주의사항 역시 그 사람에게 맞는 치료법을 설계하지 않으면 정확한 효과를 볼 수 없습니다. 따라서 반드시 상담사와 전문치료사로부터 전문적인 조언과 시술이 필요합니다.

　이 때문에 거리 및 시간 등 여건이 맞지 않아 발육사 클리닉센터까지 올 수 없는 사람은 빠진 머리카락을 보내도록 하여 검사결과(머리카락의 노화 정도, 모근 상태, 모공 속 상태, 세포분열, 머리카락의 평균수명, 짧은 머리카락 비율, 굵기의 분포도)를 바탕으로 집에서도 혼자 할 수 있는 기초치료법을 만들어 주고 있으며, 더불어 특이성과 주의사항도 함께 조언해 주고 있습니다.

대부분의 탈모는 치료를 습관적으로 하다 보면 시간은 다소 걸리겠지만, 집에서도 충분히 개선할 수 있으며, 예방의 경우에는 더욱 확실해집니다. 단, 개선에는 오랜 시간이 필요하며 바로 효과가 나타나지 않는다는 것을 염두에 두고 상담사와 전문치료사와 밀접한 관계를 유지하며 꾸준하게 연락을 취할 것을 추천합니다.

주변 사람들에게는 이렇게 보인다

거울로 머리를 볼 때는 정면으로 보기 때문에 머리카락에 숨겨진 두피나 숱이 옅어진 부위까지 자세히 볼 수 없으므로 탈모에 대해 안심하기 쉽습니다.

하지만 아래 사진과 같이 위에서 정수리 부분을 촬영한 사진을 보

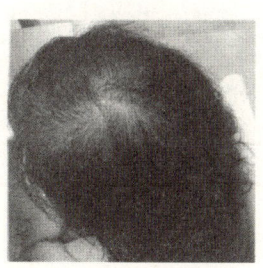

여 주면 "이 정도로 진행되었는지 몰랐다.", "이렇게까지 비어 있을 줄 몰랐다." 며 대부분 사람이 아연실색합니다. 이 때문에 내담자들에게 각자 촬영한 두피 확대 사진을 통해 각 부위의 진행상태와 두

피에 이상이 있는 부위를 보여 주며, 그에 따른 치료법을 설명하고 있습니다.

"두피에 염증이 있을 때, 염증이 심한 부위와 염증이 없는 부위는 두피료를 바르는 방법과 바르는 양이 다릅니다."

"염증으로 약해진 두피를 어떻게 샴푸 할 것인지 방법을 숙지해야 합니다."

"두피마사지도 염증이 있는 부위의 마사지와 염증이 없는 부위의 마사지는 힘 조절과 마사지하는 부위가 다릅니다."

이처럼 사진을 보면서 구체적으로 설명합니다. 증상이 심한 탈모의 두피는 더욱 꼼꼼한 주의가 필요합니다.

상담사와 치료사를 내 편으로 만든다

이 책을 읽는 동안 탈모 개선이 얼마나 힘든 것인지 알게 되셨을 겁니다. 탈모의 원인이 얼마나 많으며, 체질에 따라 치료가 다르고 외인치료와 내인치료, 혈관과 혈액의 질, 진행상태 등 많은 인자를 종합적으로 점검하여, 체질과 증상에 맞게 사용 방법, 양, 횟수를 정해 마사지 하는 등 수많은 방법 가운데 본인에게 가장 잘 맞는 한 가지 방법을 설계하여 실행해야 합니다. 이 때문에 전문 상담사와 치료사를 내 편으로 만들어 구체적인 치료법과 사용법을 배우는 것이 개선될 확률을 훨씬 높일 수 있다는 점도 아셨으면 합니다.

육모 사이트 중에는 경험이 많은 저 역시 진짜 정보라고 믿어 버릴 정도의 정교한 거짓 정보도 섞여 있으며, 그런 다수의 정보 속에서 어느 것이 제대로 된 정보인지를 판별하여 자신에게 맞는 정보를 선택하는 것도 쉬운 일은 아닙니다.

예를 들어, 정확한 상품을 선택했다고 하더라도 그것은 표준적인 사용법일 뿐 특이적인 사용법에 대해서는 표기되어 있지 않습니다. 83% 이상 두피에 이상이 있는 탈모의 경우, 특이적인 증상에 맞는 방법으로 사용하지 않으면 증상이 악화되어 효과를 볼 수 없습니다. 상담사에게는 메일이나 전화로 신중하게 자신의 현재 상태를 설명하고 조언을 받도록 합시다.

철학과 도덕을 망각해 버린 현대인

'공리주의'라는 말이 있듯이 자신의 이익과 득을 위해 남에게 피해를 주거나 법에 저촉되지만 않는다면 상관없다고 생각하는 사람들이 늘어났습니다. 자신의 인생철학, 경영철학, 상도덕, 공중도덕 등을 망각해 버린 사람, 그런 것을 지키면 살아갈 수 없다고 생각하는 사람들이 많습니다.

인간은 많은 사람과 더불어 생활하고 살아갑니다. 주변 사람들을 생각하지 않고 자신의 이익만을 추구하여 얻는 행복은 오래갈 수 없습니다. 결국은 주변 사람이나 사회로부터 망신을 당하고 고독해집니다.

기브 앤 테이크. 자신과 자사만의 이익을 찬탈(簒奪)하는 것은 쇠퇴로 이어지게 됩니다. 남을 위해 무언가를 해주므로 남도 나에게 무언가를 해주고 답례를 해주는 것입니다. 물론 답례를 하지 않는 사람도 있습니다만, 그렇다고 해서 자신도 베풀지 않는다면 외로운 인생을 살게 될 것입니다.

사람은 외로움을 참고 살아가려 하지만, 그것은 좀처럼 쉬운 일이 아니므로 활력과 기력이 소진되어 원기를 잃고 탈모가 되는 것입니다. 예전과 비교했을 때, 더 이상 도덕심을 가르치지 않고 물질적인 이욕만이 추구되는 현대는 마음의 병이 확산하고 있는 시대라고 말할 수 있습니다.

미용사에게 바라는 것

요즘은 '미용사'라 하지 않고 '헤어스타일리스트'라고 부르는 것 같습니다. 이름만 바뀌었을 뿐 하는 일은 똑같습니다. 요즘 미용사는 기피 업종으로 학교를 졸업하고 미용실에 취직한다 해도 얼마 되지 않아 그만두고 미용실과 전혀 동떨어진 직업에 종사하는 사람도 많다고 합니다. 미용학교의 입학생도 적으며, 경영난으로 폐교하는 곳도 있어 미용사를 꿈꾸는 젊은이들이 없다고 합니다.

헤어스타일리스트, 즉 헤어스타일을 만드는 직업으로 밥을 먹고 장래를 보장받는다는 생각으로 미용실을 경영할 수 있는 시대는 이미 끝났습니다. 5천 원 이하로 커트할 수 있는 미용실, 2만 원 이하로 파마와 염색을 해주는 미용실이 늘어나면서 경쟁에 밀려 폐업하는 미용실이 늘어난 것도 손님에게 신뢰받지 못하고 지지받지 못하기 때문은 아닌지 생각해 보시기 바랍니다(결코, 불황으로 손님이 오지 않게 되었기 때문만은 아니다).

매달 방문하는 단골손님의 머리카락이 가늘어지거나 숱이 적어지고 두피가 빨갛고 염증이 있어도 아무 말 없이 머리만 자르고 파마나 염색만 하는 직업은 분명 아닐 것입니다. 머리 문제로 고민하고 미용사로부터 조언을 원하는 손님이 의외로 많을 것으로 생각합니다. 따라서 헤어스타일뿐만 아니라 두피 디톡스 교육을 통해 진정한 프로로서 손님의 고민을 해결해 주시기 바랍니다.

미용사의 직능(職能)에 대하여

커트하러 왔을 때 트리트먼트를 권하면 바로 승낙을 받을 수 있고, 항상 대기하는 손님이 몇 명씩 있고, 매월 협의로 요금을 인상하던 좋은 시절이 한때는 미용실에도 있었습니다. 지금도 당시의 사고에서 벗어나지 못하고 가만히 앉아 손님만 기다리고, 시술은 손님의 요망에 따라 수동적인 방법을 고수하고 있는 미용실이 많습니다. 미용실은 근사하고 접객매뉴얼도 훌륭하지만, 손님을 대하는 마음에는 진심이 없고, 설사 마음은 있다 하더라도 실천으로 옮기지는 못하고 있습니다.

진심으로 손님들 머리의 건강을 책임지고 유지할 수 있는 프로가 되어야 합니다. 커트만 하고 파마나 염색만 할 것 같으면 손님들이 더 저렴한 미용실로 옮기는 것은 당연합니다. 손님이 줄어든 것은 불황과 인구 감소 때문만이 아닌 적자생존 원리에서 벗어나 패배했기 때문입니다.

한 미용실의 성공사례가 그것을 증명하고 있습니다. 그 미용실은 손님들의 두피와 모발상담을 하면서 염증과 피로에 의한 긴장, 노화, 가려움의 징후를 점검하여 그것에 대해 알려 주고, 이오너스 효리워터 음이온조정액을 이용한 두피 디톡스 메뉴를 추가하고 있습니다. 또한, 가정에서 관리하는 방법도 알려 주고 모발이 가늘어지지 않는 샴푸 법을 체험하도록 하면서 점차 손님이 늘어나, 토요일의 경우에는 더는 손님을 받지 못할 만큼 손님이 많으며 매상은 전국 평균의 세 배라고 합니다.

돈을 벌기 위한 캠페인이나 가격 인하와 같은 안이한 대책만으로는 손님이 좋아하지 않는다는 것을 명심하시기 바랍니다.

전국으로 확산되는 미용사의 육모 의식혁명

지금 남성은 세 명에 한 명, 여성도 다섯 명에 한 명은 탈모나 가는 모발을 걱정하고 있다고 합니다. 저희 클리닉센터로도 한 번에 만 칠천 엔(17만 원)짜리 시술을 5~9번이나 했지만, 머리카락이 점점 가늘어진다며 상담하러 오는 사람이 늘어나고 있듯이 탈모와 가는 모발 인구는 점차 증가하고 있습니다.

이런 상황이다 보니, 기술자나 스타일리스트로서의 미용사가 아닌 '모발전문가'로서 손님 모발의 건강을 지키기 위한 샴푸케어리스트, 모발세라피스트, 상담사와 같은 전문연수교육에 참가하는 미용사가 늘어나고 있습니다. 또한, 상담을 하고 손님의 두피와 모발에 나타난 적색신호를 알려 주고, 예방단계에서 탈모와 가는 모발의 치료를 주장하고 있습니다.

사실, 여성의 초기 탈모와 가는 모발에는 샴푸를 육모용으로 교체하여 올바르게 감는 것만으로 많은 분이 예방에 성공하고 있습니다. 이미 탈모와 가는 모발이 된 후에 수십만 엔씩 지출하게 되는 비극을 낳기 전에, 미용사가 손님들에게 예방법과 예방 치료에 대해 조언을 해준다면 손님들로부터 많은 호응을 얻을 수 있다고 생각합니다.

발육사 디톡스클리닉 교육프로그램에 전국으로부터 미용사들이 참가하여, '피부 의학을 기초로 한 모발 이론과 실천'을 열심히 공부하며, 그것을 각자 미용실에서 실천하고 있습니다. 지금부터는 오로지 파마나 염색, 커트만 하는 미용사는 손님의 기대에 부응할 수 없을 것입니다.

손님이 미용실을 선택하는 기준

옛날 미용실은 샴푸를 대량으로 사용했기 때문에 업무용으로 쓰는 샴푸로 인해 왼쪽 사진과 같이 손이 거칠어지는 미용사가 많아, 병원에서 의사로부터 경고를 받고 그만두는 사람도 있었습니다. 지금도 가끔 그런 미용실을 볼 때가 있는데, 모발과 두피를 손상시키고 싶지 않다면 그런 곳에서는 샴푸를 받지 않는 것이 좋습니다.

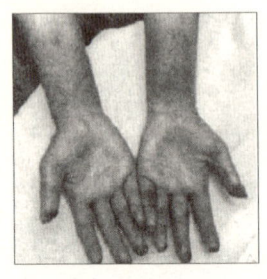
 탈모가 걱정되거나 이미 탈모 치료를 하는 사람들로부터 자신이 사는 지역에서 탈모 예방을 위한 샴푸를 받을 수 있는 미용실을 알려 달라는 전화나 메일이 많이 오고 있습니다. 그 정도로 샴푸를 신경 쓰는 사람들이 늘어났음에도 불구하고, 미용사들의 샴푸에 대한 의식은 여전히 거품이 잘나고 부드럽고 향이 좋고 손의 감촉만을 중시하고 있어, 가는 모발이나 탈모에 관해서는 소극적이고 깊이 생각하지 않는 것 같습니다.

 자신들의 손이 거칠어지고 습진이 생길 정도로 강한 샴푸를 손님들의 모발과 두피에 사용한다는 것은, 손님들의 측면에서 볼 때 끔찍한 행위입니다. 부디 손님의 두피를 꼼꼼히 살펴 탈모 신호를 발견하고 예방치료를 알려 주어, 손님에게 신뢰받고 기쁨을 줄 수 있는 미용사가 되었으면 좋겠습니다.

미용실과 미용사에게 제안하고 싶은 것

 모발 전문가인 미용사들에게 탈모와 가는 모발에 대한 상담은 하지 않고 왜 굳이 비싼 돈을 주면서까지 육모 살롱에 가서 상담하고 시술을 받고 있는 것일까요? 미용사들은 단지 커트와 파마, 염색과 같은 헤어스타일을 만드는 스타일 기술자일 뿐 모발전문가임을 포기해 버린 것은 아닌지요?

일부러 신칸센을 타고 왕복 6시간이라는 귀중한 시간을 들여 가며 발육사 클리닉을 찾는 내담자들을 볼 때마다 이분들이야말로 당신들, 즉 미용사들의 손님이라는 생각이 듭니다. 머리나 두피 상태를 보고 예방할 수 있도록 주의신호를 알려 주는 미용사들이 많다면, 탈모와 가는 모발로 고민하지 않아도 되고 예방단계에서 해결할 수 있으므로 소중한 시간과 비용을 들이지 않아도 될 것을 말입니다.

모발 전문가가 되기 위해 다시 공부하지 않겠습니까?

전국의 미용사나 탈모 전문치료사들로부터 두피예방의학을 공부하고 싶다는 연락을 많이 받고 있습니다. 기분 좋은 일입니다. 함께 공부하여 손님들께 신뢰받을 수 있는 미용 전문가가 되어 보지 않겠습니까?

(국제발육사 교육센터 idie2018@gmail.com)

이런 미용실을 원했다

저는 오랫동안 제약회사에서 피부 외용약, 아토피 기미와 여드름과 같은 피부미용, 육모를 개선하기 위한 연구를 하며 강사로 활동했지만, 퇴직 후 내담자와 직접 마주하며 시술을 해보고 나서야 비로소 이론과 임상의 차이를 실감할 수 있었습니다. 그리고 실제 임상에서도 이론에 상응하는 더욱 효과적인 외용제와 상품이 필요하다고 생각했습니다.

제가 시술자로서 연구하고 개발한 상품을 '효과를 발휘하는 상품'

으로 만들기 위해 내담자를 위한 상담실을 개설하고 상담과 시술을 시작했습니다.

인터넷을 보고 찾아오는 많은 사람과 미용사들이 함께 참가하여 샴푸나 염색과 같이 현재 미용실에서 하는 메뉴를 '탈모가 되지 않는 육모 치료를 병행한 시술'로 방법을 바꾸어 개설했습니다.

입소문으로 점차 내담자가 늘어나고 다른 지방에서 찾아오는 사람이 늘면서, 미용사들도 레스톨의 이론과 시술법에 대한 교육에 참가하게 되었습니다. 그에 따라 현재 그들은 소수정원의 학원형식인 '발육사 교육센터'에서 난도 높은 학습을 지속하고 있습니다.

"이런 미용실을 원했다."

손님들에게 이런 말을 들으며 기쁨을 줄 수 있는 모발전문점으로 만들고 싶습니다. 현재 멀리서 찾아오는 손님으로부터 "우리 집 근처에도 이런 미용실이 있으면 좋겠다."라든지 "꼭 ○○에도 가게를 열어 주세요."라는 부탁을 받고 있습니다.

손님이 원하는 이상적인 미용실

손님이 너무 많아 영업시간이 끝나도 밤늦게까지 영업하던 시절이 있었습니다. 기술에만 확신이 있다면 자연스레 손님이 늘고, 굳이 설명하지 않아도 손님이 올 것이라는 의식이 기술 편중의 미용사를 만들었습니다.

이런 의식이 '손님의 머리를 더욱 아름답게 하고 싶다.'라든가 '어떻게 하면 가늘어진 모발을 회복시킬 수 있을까?'와 같은 모발 전문가로서의 직능은 포기하고, 그저 머리스타일을 만드는 기술자로 만들어 버린 것입니다. 손님의 방문 횟수가 줄어 손님 뺏기 경쟁으로 요금을 인하하면서, 결국 자신들의 목을 조르는 결과가 되어 경영이 힘들어진 미용실이 많아졌습니다.

실례를 무릅쓰고 말하자면, 미용사는 기술자가 아닌 모발의 전문가입니다. 그럼에도 불구하고 손님의 소중한 모발이 손상되고 가늘어지며 탈모가 되어도, 아무 말도 하지 않고 묵묵히 자신의 기술만 발휘하고 있습니다.

어떠한 모발이나 두피 상태에 상관없이 똑같이 샴푸하고 파마하고 염색합니다. 모발의 굵기, 손상도, 머리숱, 두피 상태는 사람에 따라 다름에도 불구하고 손님이 원하는 요구대로만 머리를 합니다.

이제는 손님을 진정으로 생각해야 합니다. 손님은 언제까지나 풍성하고 아름다운 머리카락을 간직하고 싶어 합니다. 손님으로부터 "머리는 그 미용실에서 하고 싶다", "그 미용사에게 맡기면 안심이 된다."라는 말을 들을 수 있도록, 또한 '모발관리미용사', '나의 단골 미용실'이라는 생각으로 미용실을 방문할 수 있도록 노력합시다.

육모 전문 발육사 교육센터 개설

저는 다음과 같은 사항을 목적으로 발육사 교육센터를 개설하였습니다.

1. 미용사를 위한 발육사 교육센터

　한 통계를 보면 전년도보다 매출이 오른 미용실은 단 5%밖에 되지 않으며, 미용실 주인은 경영난으로 힘들어하고, 종업원들은 장래가 불안정하다 보니 이직을 고려하고 일 할 의욕을 잃었다고 합니다. 그러한 의욕을 잃은 미용사에게 실망하여 연간 15%의 손님은 가격이 싼 다른 미용실로 옮겨 간다고 합니다. 손님이 원하는 메뉴를 완성하기만 하는 미용 기술자가 아닌, 손님의 머리를 더욱 아름답고 언제까지나 풍성하게 유지하는 두피관리미용사, 모발전문가로서 손님들을 기쁘게 해줄 수 있는 공부를 하는 곳이 저희 발육사 교육센터입니다.

2. 손님을 위한 발육사 클리닉센터

　머리는 몸과 마음의 여유로 인해 자라고 있으며, 마음이 산란하고 몸의 균형이 깨지면 탈모가 되거나 아무리 치료를 해도 쉽게 낫지 않습니다. 하지만 요즘 머리 때문에 심각한 고민에 빠져 마음부터 치료해야 하는 사람이 부쩍 늘어났습니다. 이러한 사람들에게는 시간을 들여 상담하고 마음가짐이나 심신을 편안하게 하는 치료가 필요한데, 이러한 치료법을 체험해 볼 수 있는 곳이 발육사 클리닉센터입니다. 저희 발육사 클리닉센터에서 하는 공부는 꼭 탈모 치료만이 목적이 아닌 사람을 치료하기 위한 공부이며 몸과 마음이 건강해지는 공부입니다.

【참가자의 목소리 1】 발육사 교육에 참가하고

(48세 여성, 미용사)

　미용사로서 답답함을 느껴 뭔가 공부하고 싶었지만, 돈을 내면서까지 수강할 만한 가치가 있을까 하는 의문을 가지고 참가한 것이 솔직한 마음입니다. 4시간 동안 공부했는데, 이런 공부는 난생처음이었습니다.

　기술과 상품에 대한 공부가 아닌 미용사로서의 의식전환과 마음가짐에 대해 생각하게 되었습니다. 그동안 어떻게 기술을 뽐낼까에 대해서만 생각하고 손님에게 시술에 대한 설명이 부족했던 점과 손님의 기분이나 손님이 진정 무엇을 원하는지 귀 기울이지 않았다는 것을 새삼 깨닫게 되었습니다. 그 때문에 늘 비슷한 일을 반복할 수밖에 없었고, 그에 상응하는 요금밖에 받을 수 없었다는 것 또한 깨달을 수 있었습니다.

　그리고 처음으로 손님의 입장에서 미용실에서 머리를 감아 본 후, 실제로 '손님이 이런 것을 느끼고 생각하고 있었구나.'라는 것을 알게 되면서 손님이 기술 하나하나를 어떻게 받아들이고 느끼는지 알게 되었습니다. 지금까지 저는 손님에게 형식적이었을 뿐, 손님에 대한 배려가 전혀 없는 기술밖에 발휘하지 못했다는 것을 통감할 수 있었습니다. 이것을 계기로 같은 공부를 하는 미용사와 친해져 둘이서 발육사 교육센터에 다니며 미용실에서 하는 일을 기초부터 다시 공부하고 있습니다.

"기술(技術)에서 '기(技)'의 변은 '재주 재(才)'이죠? 하지만 거기에 마음을 더하지 않으면 손님은 감동도 느끼지 못하고 기뻐하지도 않을 겁니다. 매사에 마음을 더할 줄 아는 미용사가 돼야 합니다."라는 발육사 교육센터 강사의 말이 가장 인상 깊었습니다.

【참가자의 목소리 2】 발육사 클리닉센터에 참가하고

(38세 여성, 가정교사)

병원에서 지루성 습진으로 진단받고 처방받은 약을 사용했지만 전혀 호전되지 않았고, 병원을 바꾸거나 인터넷에서 알게 된 전문점에서 처방도 받아 보았지만 역시 소용이 없었습니다. 샴푸 할 때마다 머리카락이 한 움큼씩 빠지고 성격까지 어두워지면서 고민하던 참에 발육사 클리닉센터로 상담하러 가게 되었습니다.

선생님은 지금까지 해왔던 처방에 관해 물었고, 두피 상태를 보고 다음과 같이 말했습니다. "낫지 않는 사람은 약이나 치료가 나쁘거나 선생님이 실력이 없어서라고 탓하지만, 약이란 것은 힘을 빌려주고 조금 도와주는 역할만 할 뿐 결국 약의 도움을 빌려 낫게 하는 것은 바로 당신 자신입니다." 이 말을 듣고 약이 듣지 않는다고 화풀이했던 자신을 반성했습니다.

단지 약을 바르고 치료하는 것만으로는 낫지 않는 경우가 많다는 것을 알게 되었고, 효과가 나타나지 않는다고 중간에 치료를 그만두는 행동을 지적받기도 했습니다. 치료의 목적과 의미, 효과에 관해 알게 되었으며, 직접 한 가지씩 신중하게 치료하는 체험도 할 수 있었습니다.

상태가 악화되어 있었기 때문에 효과가 나타나기까지는 조금 시간이 걸렸으나, 그 사이 불안하거나 의문이 생기면 바로 메일을 보낼 것을 약속하고, 인내하며 치료를 지속하다 보니 개선할 수 있었습니다.

지금까지는 간단한 설명만 듣고 약을 처방받거나, 약이 잘 들으면 먹고, 듣지 않을 때는 약이나 의사의 책임으로 돌려 왔습니다. 하지만 발육사 클리닉센터에서는 제가 이해할 수 있을 때까지 설명해 주셨고, 치료에 필요한 기본수칙에 관해서도 알려 주셨습니다.

내가 개발한 육모 상품

제약회사에서 피부 외용제 연구를 하고 한방 피부강좌의 강사로서 활동하던 제가 실제 시술을 하다 보니 피부이론과 실제 피부병을 치료하는 것에는 차이가 있다는 사실을 알게 되었습니다. 또한, 같은 증상에 같은 피부 외용제를 사용하는데도 낫는 경우와 낫지 않는 경우가 있어, "동병이치"의 이론을 기초로 한, 더욱 효력 있는 상품을 만들고 싶은 마음에 연구를 거듭하며 개발한 약의 효과를 더욱 높일 수 있는 '치료법' 구성을 연구했습니다.

사용하는 성분의 원료에도 등급이 있고 효과도 다르며, 품질이 좋고 효과가 높은 원료일수록 고가이다 보니 가격도 수배에서 수십 배나 차이가 났습니다. 일반적인 판매가격으로는 도저히 효과 높은 상품은 만들 수 없음을 통감할 수 있었습니다.

회사라는 조직은 이익을 추구하는 조직이므로 경제적으로 싼 원료밖에 사용하지 못합니다. 게다가 'OTC(Over The Counter: 의사처방 없이 살 수 있는 약품)'는 가능한 많은 사람이 사용할 수 있고, 부작용과 같은 문제가 생기지 않도록 안전성 높은 상품을 제조합니다.

이대로는 안 된다는 생각에, 최대한의 효과를 발휘할 수 있도록 효과 높은 고가의 원료를 효과를 볼 수 있는 분량만큼 배합했습니다. 그 후 교육을 받은 전문가만이 치료에 사용할 수 있는 '레스톨 시리즈'를 완성한 것입니다. 동시에 증상을 분류해 제품의 사용법과 사용량, 횟수 등을 상세히 조언할 수 있는 전문가 양성을 시행하여, 현재는 전문가들이 100종류 이상의 특화상품을 사용해 탈모와 가는 모발의 개선에 임하고 있습니다.

개발 제1호 발육치료제 샴푸

예전에는 탈모에는 육모제를 쓰는 것이 기본이라고 했지만, 샴푸에 함유된 계면활성제로 인해 머리카락뿐만 아니라 두피도 손상을 입고 있다는 사실을 알게 되면서 육모 환경을 좋게 하는 '두피용 샴푸'를 개발했습니다.

하지만 반응은 그리 좋지 않았습니다. "샴푸는 머리를 감는 건데 두피를 씻는 샴푸가 뭐야?"라며 비웃음과 무시를 당했고, 2천 엔짜리 샴푸도 비싸다고 하는 세상에 두피용 샴푸는 16만 엔(160만 원)으로 일반샴푸의 몇 배나 비쌌기 때문에 "그런 샴푸가 팔릴 리가 없다.", "사기다."라며 혹평을 듣기도 했습니다.

치료제 두피용 샴푸가 인정받게 된 계기는 당시 미용실에서 사용하는 업무용 샴푸가 너무 조악해 미용사들의 손이 샴푸로 인해 심하게 손상되면서 더는 미용사 일을 할 수 없게 된 사람들을 이오너스 효리워터 음이온조정액을 이용한 핸드 디톡스 요법으로 치료해준 것이 계기가 되었습니다. 이 사람이 개발한 상품이라면 신용할 수 있다며, 기꺼이 제품을 구매하여 사용한 것입니다. 사용해 보니 효과가 다르다는 것을 알고는 비록 가격은 비싸지만, 탈모와 가는 모발에는 좋다며 입소문을 타고 퍼지게 되었습니다.

지금의 스칼프 샴푸, 육모 샴푸로 불리는 샴푸는 제가 최초로 개발한 샴푸입니다. 비싼 샴푸를 사용해서라도 탈모와 가는 모발을 치료하고 싶어 하는 사람이 많다는 것을 알고 '육모 상담실'을 개설했습니다. 그리고 육모 상품의 연구와 개발을 위해 '헬스케어 실험실'을 개설하고 연구와 제조를 시작했습니다. 그 제1호가 이야시가미 스타일리스트 샴푸라 불리는 '치료제 두피용 샴푸'입니다.

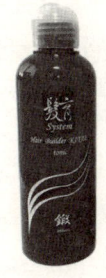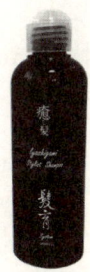

개발 제2호 두피료 세리피트

앞서 언급한 바와 같이 탈모에는 육모제를 쓰는 것이 기본이었지만, 육모제는 로션이기 때문에 피부 의학적인 측면에서는 피부를 보호하거나 보수하는 작용은 거의 없어 손상된 두피를 회복시키기가 어렵습니다. 그러나 탈모인 두피의 83%는 이상이 있는 상태고, 그 상태에서 육모제를 바른다고 해도 효과가 나타나지 않는 경우가 많으므로 육모제는 안 듣는다고 하는 경우가 많은 것입니다.

어떠한 두피 상태에서나 무조건 육모제를 사용하는 것이 아니라, 육모제가 잘 듣는 두피로 만든 후 육모제를 사용하면 좋겠다는 생각에, 육모제를 사용하기 전에 실시하는 처치(프리케어)에 사용하는 상품을 개발했습니다. 그 상품이 바로 육모제에는 없는, 약해지고 노화된 두피와 모공을 보호하고 보수하기 위한 '두피료'입니다.

처음에는 '두피료'라는 들어 본 적도 없는 이름과 육모제를 사용하기 전에 두피를 보호하고 보수한다는 처치법에 당혹스러워하는 사람도 많았지만, 실제로 사용한 후 증상이 호전되는 것을 보고 이것이 널리 퍼지면서 유사품도 많이 등장하게 되었습니다. 머리카락은 두피로부터 자라기 때문에 두피가 건강하지 않으면 건강한 머리카락도 자라지 않습니다. 머리카락만 가늘어지는 것이 아니라 모공도 작아지고 모근을 둘러싼 혈관도 거칠어지므로 어떤 시기에는 육모제보다 두피료가 더 중요한 역할을 하기도 합니다.

두피 상태에 따라 그에 알맞은 세리피트를 골라 사용하고 두피를 회복시킴으로써, 육모제가 잘 듣는 두피가 되어 탈모와 가는 모발이 개선될 확률은 높아집니다. 실제 치료제 두피료인 이오너스 효리워터 음이온조정액만으로도 탈모가 개선된 사례는 많습니다.

개발 제3호 두피 토닉 치료제 (지금은 13종류를 구분하여 사용하고 있습니다)

육모제에는 혈류를 촉진하는 성분과 혈관을 확장하는 성분이 들어 있어 혈액의 흐름을 좋게 하므로 손상된 머리카락을 회복시키는 목적으로 사용되고 있습니다. 하지만 두피에도 피지가 많은 두피, 급성염증이 있는 두피, 만성 염증이 있는 두피, 허혈 상태, 울혈 상태 등 여러 가지 상태의 두피가 있으므로, '과연 아무 두피에서나 육모제가 효과를 발휘할 수 있을까?' 하는 의문에서 육모제 연구를 시작하게 되었습니다.

대부분의 육모제는 초기의 육모를 돕거나 탈모를 예방할 목적으로 사용되고 있었으므로, 악성의 탈모 개선에도 사용할 수 있는 효과 있는 육모제를 만들고 싶다는 생각이 들었습니다. 그리고 노화된 두피와 모공을 회복시키지 않으면 굵고 건강한 머리카락이 자라지 않는다는 생각에 육모제에 두피와 모공의 노화를 예방하고 회복시키는 기능이 있었으면 좋겠다는 생각으로, 육모 효과와 두피 회복 효과가 있는 육모 에센스를 개발했습니다.

육모제는 효과가 지속하는 시간이 짧아 예방에는 좋을지 몰라도 개선에는 역부족입니다. 그런 결점을 보완하고 효과를 높이기 위해서는 개인의 체질과 증상의 정도에 따라 사용법, 사용량, 사용횟수 등 구체적이고 섬세한 지도가 필요합니다. 그러한 지도나 조언을 확실하게 해줄 수 있는 상담사와 치료사를 육성할 필요성을 느끼면서, 발육사 교육 연수회를 개최해 약리와 임상 공부를 병행하고 있습니다.

육모제는 사용법에 따라 나타나는 효과가 크게 다르므로 소비자를 실망시키는 경우가 많기 때문입니다.

개발 제4호 미발에 사용하는 제품 (지금은 17종류의 미발제를 구분하여 사용하고 있습니다)

탈모를 연구하며 머리카락을 자라게 하는 것에 몰두하고 있었던 저는 트리트먼트나 스타일링제와 같은 제품에는 전혀 관심이 없었으며, 오히려 "탈모를 개선하고 싶다면 트리트먼트를 쓰지 말라."고 말할 정도였습니다.

하지만 어느 날 미용사로부터 탈모 효과는 수개월 후에나 나타나므로, 그날 손님이 돌아갈 때 머릿결이 좋아져 기뻐하는 모습을 보고 싶다는 요망을 듣고, 육모에 방해되지 않고 탈모도 되지 않는 트리트먼트와 미발제 개발에 몰두하게 되었습니다. 모발을 아름답게 보이는 성분은 많지만, 대부분은 두피의 육모 환경에는 좋지 않은 성분이기 때문에 지금까지와는 전혀 다른 미발제를 개발해야 했습니다.

우선 '보이기 위한 미발'은 금물. 일시적인 미발은 어디까지나 응급처치이며 일시적으로는 좋지만, 지속적인 사용이 불가능하다면 의미가 없습니다. 사용하는 동안 머릿결을 좋게 해야 한다는 것과 탈모를 진행하게 하지 않는 것, 이 두 가지를 목표로 미발성분을 기초부터 재검토했습니다.

제품을 만들어 우선 미용사들이 사용해 보고 미용사가 만족하지 못하면 다시 만드는 시행착오를 거치면서, 드디어 미발제를 완성했습니다. 미용사와 소비자의 다양한 요청에 따라 지금은 일반판매용 17종류와 비매품으로 프로만이 사용하는 업무용 6종류로 구분하여 사용되고 있습니다.

개발 제5호 당신의 두피 온도는? 두피 로션 (9종류)

동양의학(특히 중국 한방)에서는 '한열(寒熱)'을 중시한 약 처방이나 치료법을 설계하고 있습니다. 체온이 1도 내려가면 면역력이 40%가 떨어진다는 통계가 있는데, 몸의 효소반응은 평균 온도에 가까울수록 가장 활성화되며, 체온이 떨어지면 효소반응이 느려지면서 신진대사에 영향을 줍니다. 일반적으로 탈모 치료를 할 때는 두피 상태를 보고 제품을 선택하지만, 겉으로 나타난 증상뿐만 아니라 두피와 몸의 한열에 따라 구분하여 쓸 수 있는 제품도 필요하다는 생각에 두피 로션을 개발했습니다.

- 낮아진 두피 온도를 조금 높여 준다.

- 얼굴을 달아오르게 하여 열을 밖으로 방사시킨다.
- 청열효과(淸熱效果)를 기대한 제품이다.

두피는 몸 일부이므로 상담할 때 망진을 하여 몸을 따뜻하게 하는 것이 좋은 사람(따뜻해지는 정도에 따라 처방이 다르다)과 몸을 시원하게 하는 것이 좋은 사람, 열로 인해 피부가 건조하여 피부를 촉촉하게 유지하는 것이 좋은 사람 등 한열에 따라 제품을 구분하여 사용하도록 하고 있습니다.

여성의 탈모는 두피 온도가 낮은 경우가 많고 혈관이 열을 뺏기지 않도록 오그라들어 있거나 효소반응과 대사가 나쁘므로, 몸을 따뜻하게 하는 처치와 두피 온도를 올릴 수 있는 처치를 치료법에 포함하고 있습니다. 단순한 치료만으로 낫기 어려운 이유는 이러한 사소한 원인이 서로 얽혀 있기 때문입니다.

개발 제6호 RST 염색 시스템

흰머리 염색이나 멋내기 염색으로 인해 두피의 육모 환경이 나빠지는 사람을 보고 미용실에서 하는 염색과 허브염색의 처방내용과 시술법을 알아보았는데, 그 결과를 보고 저는 너무 놀랐습니다. 이런 식으로 하면 탈모가 되는 것은 당연합니다.

처방성분은 수 종류의 계면활성제와 알레르기 원인이 되는 성분을 총동원한 것들이었습니다. 염색하고 바로 상태가 나빠진다면 염색을 중단하겠지만, 탈모와 가는 모발은 오랜 시간에 걸쳐 진행되기 때문에 실제로 부작용에 대해서는 극히 일부 사람밖에 관심이 없으며, 오히려 필요에 의해 꾸준히 염색하는 사람이 더 많습니다.

그래서 탈모의 원인이 되거나 탈모를 진행하게 하는 성분을 완화해 두피에 작용하지 못하게 하는 방법, 머릿결의 손상을 방지할 뿐만 아니라 머릿결 개선에 효과 있는 방법, 약제 도포나 샴푸 법까지 개선한 'RST 염색 시스템'을 개발했습니다. 그러나 원가가 높다는 이유로 상품에 대해 소극적이었고, 따라서 좀처럼 도입되지 못했습니다.

이에 두피 전문신문에 염색의 폐해를 개재하고 RST 염색 시스템을 소개한 결과, 멀리서도 손님이 찾아오면서 다시 한 번 '염색이 모발과 두피에 나쁜 영향을 미친다'는 사실에 예민한 반응을 보이는 사람이 많다는 것을 알게 되었습니다. RST 염색 시스템 교육을 시작하면서 다른 지방에 미용실과 미용사로부터 수많은 전화문의를 받고 있습니다.

개발 제7호 이오너스 효리워터 음이온조정액 모발 활성수

육모 살롱이 전성기였을 당시, 상태가 악화한 내담자들이 몰려오는 바람에 그 대처에 쫓긴 적이 있었습니다. 내담자들은 그동안 과잉치료와 체질을 무시한 치료를 하고 있었고, 자신에게 맞지 않는 제품을 사용해 두피 상태를 더욱 악화시키고 있었습니다.

피부치료는 증상이 심할수록 자극성이 없는 약을 사용하는 것이 기본이지만, 이렇게까지 악화되면 기존의 제품을 더 이상 사용할 수 없으므로 특별한 제품을 개발하여 시술하도록 했습니다.

그러나 그것조차 사용할 수 없을 정도로 증상이 심해진 사람들을 위해 개발한 것이 '모발 두피 활성수'입니다. 일반적인 물이 가진 친화성과 침투성을 더욱 향상시켜 머리의 등전점(等電点)에 맞는 특수한 물을 만드는 기계를 최초로 개발했습니다. 그리고 그 물로 두피를 씻고 열을 제거하여 자극을 완화하도록 했습니다.

제약회사에서는 약으로 치료하는 방법을 연구하고 있었지만, 저와 저희 연구팀은 물로 피부와 두피를 쉽게 치료할 수 있도록 축적된 약제를 제거할 필요성이 있다는 것을 알고 '모발 두피 활성수'를 사용한 두피 디톡스 클리닉을 연구하기로 했습니다. 그 특수한 물 이오너스 효리워터 음이온조정액으로 두피를 씻어 내자, 투명한 물이 탁한 거품을 냈고, 그로 인해 두피에 얼마나 많은 잔류물이 남아 있는지, 평소에 두피가 얼마나 지쳐 있는지를 알 수 있는 귀중한 체험을 할 수 있었습니다.

모발 두피 활성수로 두피에 남아 있는 화학물질인 유해 잔류물을

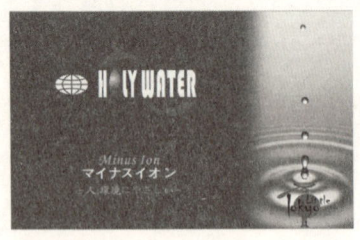
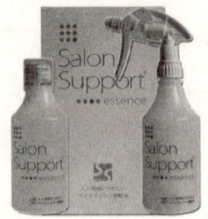

제거하고 두피와 모공을 쉬게 하여, 일단 두피를 회복시킨 후에 치료를 시작하는 것이 중요합니다.

이렇게 손해 보고 있는 탈모

탈모는 충분히 예방할 수 있지만, 일단 한번 발견하면 개선에 드는 비용은 무시할 수 없습니다. 개인이 지출하는 비용과 노력을 생각한다면, 예방의 소중함을 이해할 수 있을 것으로 생각합니다.

[30세인 사람이 45년간 사용하는 모발관리 비용]
① 탈모 개선을 위한 육모용 샴푸와 육모제와 같은 육모에 드는 비용
② 머릿결을 개선하는 트리트먼트제
③ 볼륨을 살리는 스타일링제
④ 흰머리를 감추는 염색제, 염색요금, 파마 비용

예방단계에서는 조금 비싸더라도 두피용 샴푸를 사용하여 올바른 샴푸 법을 실천한다면, 흰머리를 예방하거나 진행을 늦출 수 있으며 탈모도 예방할 수 있습니다. 트리트먼트와 스타일링제는 사용하지 않아도 되므로 위의 비용 대부분은 낮출 수 있으며, 치료에 드는 시간과 노력도 충분히 절약할 수 있습니다.

한 통계를 보면 평생 탈모에 드는 금액은 240만 엔(2,400만 원)이나 된다고 하며, 실제로 육모 살롱에 수천만 원을 들였다거나 집을 한 채 살 만큼 돈을 썼다는 사람도 있다고 합니다. 예방만 잘했더라면 그만큼 손해 보지 않았을 것이라는 생각이 들어 안타깝습니다.

탈모인 사람을 위한 염색법 개발

저는 탈모 개선에 관한 연구를 하던 중 한국인 김장열 발모미용연구가로부터 '탈모가 되지 않는 상품' 개발을 의뢰받고 본격적으로 협력 개발에 임해, 탈모와 가는 모발 예방을 위한 두피용 샴푸와 트리트먼트, 탈모가 되지 않는 스타일링제를 개발했습니다.

그것을 계기로 미용사들과의 교류가 시작되면서, 이번에는 '머리가 상하지 않는 염색'과 '두피에 손상을 주지 않는 염색' 개발을 의뢰받았는데, 그때 염색제의 처방을 보고 매우 놀랐습니다. 염색제 안에는 많은 사람이 호소하는 두피 통증의 원인이 되는 계면활성제와 알레르기를 일으킬 가능성이 높은 성분이 대부분으로 염색 후 두피와 모공, 머리카락이 빠지는 정도는 실로 충격적이었습니다.

이대로 가다가는 전부 탈모 되겠다 싶어, 머릿결을 회복시킨 후에 염색제를 두피에 침투시키지 않고 시술하는 '이오너스 효리워터 음이온조정액 RST 염색 시스템'을 개발했습니다. 지금은 멀리서도 일부러 신칸센을 타고 염색을 하러 오는 여성이 늘어날 정도로 많은 사람이 염색으로 인한 탈모를 걱정하고 있었던 것입니다.

이 소식을 듣고 전국의 미용실로부터 미용사들이 교육을 받으러 오고 있습니다. 탈모에 대한 불안으로 탈모 예방을 하는 연예인도 많으며, 모 촬영소의 스태프들도 연수를 받으러 오고 있습니다.

머릿결을 좋게 한다

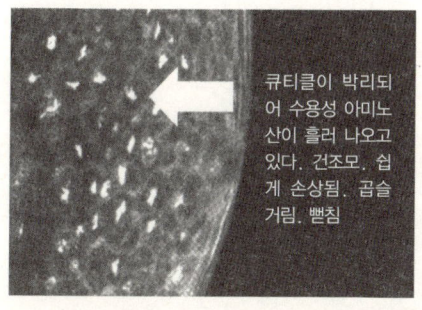

큐티클이 박리되어 수용성 아미노산이 흘러 나오고 있다. 건조모, 쉽게 손상됨, 곱슬거림, 뻗침

"트리트먼트와 컨디셔너를 함께 사용하면 머릿결이 나빠집니다."라고 말하면 '설마?' 하는 표정들을 짓습니다. 머릿결이 나빠지는 것은 샴푸를 하면 다시 원래 손상된 모발 상태로 되돌아가는 것을 보면 알 수 있습니다.

트리트먼트와 같은 제품은 머리 표면에 부착되어 감촉과 윤기를 좋게 할 뿐 머릿결 자체를 좋게 하지는 않습니다. 오히려 사용할수록 두피의 육모 환경을 악화시킬 뿐입니다. 트리트먼트의 이러한 위험성을 숙지하시기 바랍니다.

위의 사진은 머리카락 단면도로 샴푸 할 때마다 큐티클이 벗겨져 머리카락 속의 수용성 아미노산류가 유실되면서 구멍이 생긴 상태입니다. 이때 찢긴 곳으로 샴푸가 침투되면서 아미노산을 변성시켜 유연성과 보수성이 없는 모발로 만들어 버립니다. 트리트먼트와 컨디셔너는 큐티클의 표면만 보수할 뿐 머리카락 속까지는 침투하지 않습니다(분자량의 크기 관계로).

발육사 연구소에서는 머릿결과 굵기에 맞는 천연 100% 트리트먼트 미발로션을 개발하여 사용하는 동안 머릿결이 좋아지는 치료법을 실행하고 있습니다. 물론 머릿결과 굵기, 손상된 정도에 따라 적합한 제품을 선택하여 사용법에 대한 조언도 함께 해주고 있습니다.

정기적으로 육모 이론과 시술을 배우기 위한 발육사 교육센터 개설

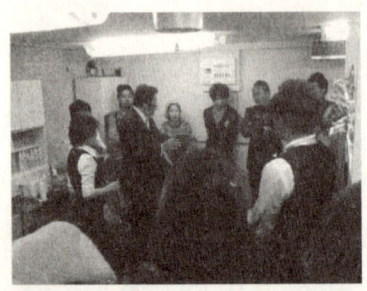

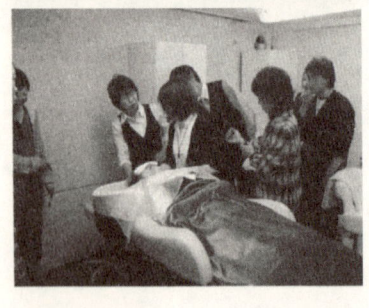

발육사 교육센터에서는 소수 정원의 학원형식으로 '새로운 이론과 실천'이라는 공부 교실을 열고 있습니다. 이론학습과 실제 두피와 모발을 이용한 실습, 시술 방법과 함께 이론배경을 배움으로써 바로 실천에 도움이 될 수 있도록 하고 있습니다.

현재는 'Informed Consent'라 하여, 내담자에게 현재 증상과 상태, 또한 그것을 개선하는 방법에는 어떠한 것들이 있는지, 그것을 함으로써 어떤 효과를 얻을 수 있는지에 대한 설명으로 이해를 돕고 있으며, 시술 중에도 현재 무엇을 하고 있는지 '목적과 효과'를 설명하면서 진행하고 있습니다.

시술로 눈에 보이는 효과가 바로 나타난다면 그런 설명도 생략할 수 있겠지만, 그렇지 못한 점을 이해시키고 포기하지 않고 꾸준히 시술을 지속할 수 있도록 하는 배려가 필요하기 때문입니다.

시술배경에 있는 이론의 중요성

샴푸 후 깨끗이 헹궈야 한다는 것은 샴푸 용기에도 표기되어 있고 누구나가 알고 있는 사실이지만, 실제로 충분히 헹구지 않는 사람들이 많습니다. 왜냐하면 '깨끗이 헹군다'는 것의 의미와 '헹구지 않으면 어떻게 된다'는 것에 대한 설명도 없고 이론 배경도 몰라, 대충 헹구고 거품이 없어지면 깨끗이 헹궜다고 생각하기 때문입니다.

사람들은 샴푸 후의 감촉, 향기, 찰랑찰랑하고 촉촉한 느낌을 좋아하지만, 그것은 '착각'입니다. 두피에 향만 남는 것이 아니라 '모발을 촉촉하게 하게 하는 성분'이 남아 그렇게 만드는 것이며, 실은 그 성분만이 아닌 계면활성제도 함께 남습니다.

그것이 세포분열에 영향을 주어 머리카락을 가늘게 하고 수명도 짧게 하므로 탈모의 원인이 됩니다. 1L의 물에 단 1g의 계면활성제를 넣는 것만으로 클로버의 씨는 싹을 틔우지 못합니다. 즉, 샴푸(계면활성제)를 잔류시키면 세포에도 영향을 미쳐 탈모가 될 가능성이 높아집니다.

특히, 아토피나 알레르기 체질인 사람은 방어력이 약하므로 계면활성제의 영향을 받기 쉽고, 따라서 탈모에도 쉽게 노출되기 때문에 샴푸 후 꼼꼼하게 헹구지 않으면 안 된다는 사실을 이해하셔야 합니다. 이처럼 친절하게 설명해 줄 수 있는 미용사들이 점차 많아진다면 '탈모와 가늘어지는 모발로 고민하는 사람이 줄지 않을까?' 하는 생각이 듭니다.

시술에 사용하는 고기능성 육모 상품

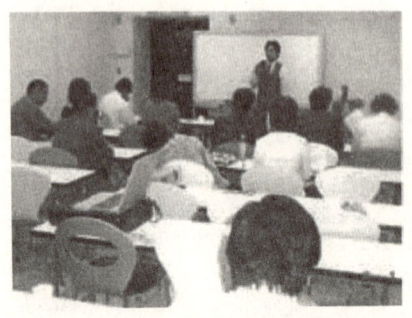

상품에는 예방을 목적으로 한 상품과 증상개선을 목적으로 한 상품이 있지만, 시판되고 있는 상품 대부분은 '예방을 목적으로 한 상품'입니다. 탈모 개선에 예방이 목적인 상품을 사용하게 되면 효과가 없거나 효과가 늦게 나타나기 때문에 사용자는 불만을 호소합니다.

또한, 효과와 부작용은 비례하는 경우가 많아, 효과가 높은 상품일수록 사용법을 상세히 알려 주어야 하며 기본적으로 전문가가 판매하는 시스템으로 판매되어야 한다고 생각합니다.

발육사 교육센터에서도 연수를 받고 합격한 전문가가 내담자의 체질과 증상, 특이성을 검토하고 판매하는 상품이 주로 많지만, 판매는 하지 않고 연수를 받고 인식테스트에 합격하여 허가를 받은 사람만이 시술에 사용할 수 있는 고기능성 육모상품도 다수 있습니다. 고기능성 육모상품은 일반 상품보다 높은 효과를 얻을 수 있도록 처방되어 있으므로, 한번 시술을 경험한 사람들로부터 판매 요청이 많아 체질과 특이성을 아는 사람한테만 구체적인 사용법과 더불어 판매하고 있습니다.

나의 실험연구실

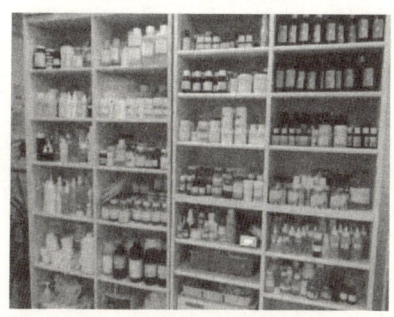

효과 높은 성분에 관한 연구는 나날이 발전하고 있으며, 육모에 관한 이론도 끊임없이 진보하고 있기 때문에 직접 시험해 보고 효과를 실험해 보지 않고는 확신하고 사용할 수 없으며, 판매도 할 수 없습니다. 따라서 확실한 효과를 볼 수 있는 배합률, 보조적인 성분의 상승효과, 배합금기, 여러 가지 증상에 시험해 보고 효과적인 사용법과 시술 방법을 모색한 후 모니터로 실험하여 효과를 확인합니다.

처방설계에는 기본적인 이론은 있지만, 한편으로는 통찰력과 상상력에 의존해야 하는 부분도 있습니다. 그러므로 다양한 증상을 상정하여 처방을 설계하고 기제(基劑)에 배합하여 실험해 봅니다.

위의 사진은 육모에 관한 생약 추출물과 외국에서 효과가 입증된 성분 약 2,000종류를 모아 놓은 선반으로, 실험 대상자의 두피를 보고 처방을 설계하여 이를 사용하는 경우도 많습니다. "제 머리에 실험해 주세요."라며 모니터를 지망하는 사람도 많으며, 실제 탈모인 두피에 사용해 효과를 실험해 볼 수 있으므로 실험실에서 연구한 시작품을 모니터로 내는 것보다 먼저 상품화하는 것도 가능합니다.

우선 업무용으로 시술에만 사용하고 효과와 사용법, 안전성과 같은 통계가 준비되면 판매품으로 상품화합니다. 발육사연구소는 이러한 방법으로 100% 실제 두피에 효과를 실험한 상품을 개발하고 있습니다.

맺음말

 최근 우울증으로 인한 탈모와 가는 모발이 급증하고 있습니다. 걱정된 나머지 부모가 동반하거나 항우울제를 복용하고 있는 사람이 전국 각지에서 방문하고 있으며, 전화로 상담해 오는 경우도 있습니다. 상담을 통해 그 사람들의 생활 배경을 자세히 들어 보면, 그 사람이 마음의 미로에 갇혀 몸과 마음이 멀어져 있다는 것을 알 수 있습니다.

 흔히 의사로부터 '탈모'라고 진단받으면 '병에 걸렸다' 생각하고 낙담해 버립니다. 이 때문에 처음에는 불안하고 의심스러운 눈초리로 바라보며 어둡던 표정이, 저와 상담을 하고 나면 한층 밝아지고 목소리도 커지며 웃는 얼굴로 돌아가는 이유는 왜일까요?
 이것은 결코 저의 능력 때문이 아닌 자신과 같은 마음이 되어 이야기를 들어 준다는 것과 진심으로 탈모를 해결할 방법과 시술법을 알려 주며 대화를 이끌어 가는 '친화력' 때문이 아닐까 생각합니다. 약과 처방만으로 낫는다면 벌써 호전되었을 수도 있겠지만, 약은 증상 개선에만 도움이 될 뿐 '마음의 미로'에서 벗어나게 해 주지는 못합니다. 그래서 쉽게 낫지 않는 것입니다.

저에게는 그런 분들로부터 전화나 메일문의가 많이 오고 있습니다. 전화 상담을 원하시는 분을 위해 전용전화를 준비했습니다. 그러니 우선 메일로 '전화상담 희망'이라고 적어 보내 주시기 바랍니다.

독자로부터 상담 메일 환영

한국에서 이 책을 구매하여 읽는 분 중에서도 탈모와 지루성 두피, 가려움, 건선, 가는 모발이 걱정되거나 또는 관심이 있는 분들이 많을 것으로 생각합니다. 독자와 더욱 가까워지고자 하는 취지로 한국에 발육사 교육센터 전용 홈페이지를 마련해 상담을 받고 있습니다.

제가 한국 발육사 교육센터 메일주소를 공개하는 이유는 다음과 같은 목적과 기대가 깃들어 있습니다.

일반사단법인 국제일본발육사협회 대한민국지회

- 국제 발육사 교육 센터 http://www.idie.co.kr
- 일반상담자용

  전화: 02-502-6971

  이메일: kjy_korea@nate.com
- 두피치료전문가, 미용전문가용

  전화: 070-7447-8599

  이메일: idie2018@gmail.com

- 리틀도쿄헤나본사 http://www.littletokyohena.com
  전화: 02-502-6969

- 독자의 고민과 걱정을 해결해 주고 싶다.
- 책에는 기재할 수 없는 정보를 필요한 사람에게 알려 주고 싶다.
- 미용사들에게 전문연수 참가에 대한 정보를 알려 주고 싶다.

제가 열망하는 것은 이 책을 읽고 나서 "나도 한번 공부해 보고 싶다.", "이 책에서 말하는 두피관리전문 미용실과 탈모전문 클리닉센터를 개설하고 싶다."고 생각하는 사람들이 늘어나는 것입니다. 왜냐하면, 그것이 진정으로 손님을 위하는 길이기 때문입니다.

한 번에 17만 엔(170만 원)이나 지불하며 고가의 시술을 수회씩 받고 있는 사람들이 있습니다.

미용사라면 예방 단계에서 충분히 조언하고 관리해 줄 수 있다고 생각합니다.

글을 마치며

먼저 세상을 떠난 아들 能靖에게
남기고 간 세 손주가 세월이 갈수록 너를 닮아 가는구나.

감사합니다.